DOCTEUR HERVÉ ROBERT

IONISATION
SANTÉ
VITALITÉ

OU LES BIENFAITS DES IONS NÉGATIFS DE L'AIR

ÉDITIONS ARTULEN
PARIS

I.S.B.N. 2-906236-06-3

BIOGRAPHIE DE L'AUTEUR

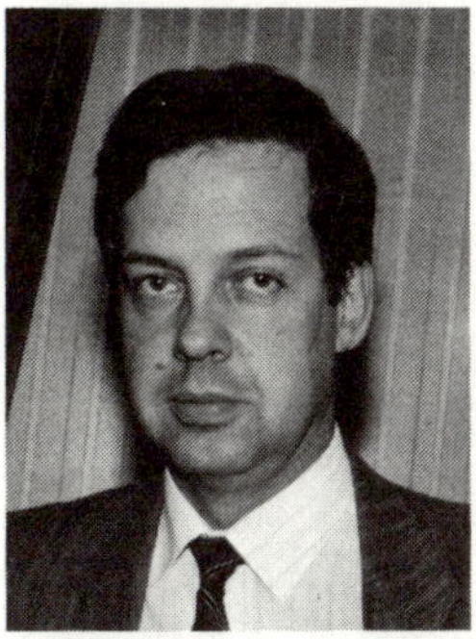

Hervé ROBERT

Né à Paris en 1946. Docteur en Médecine, diplômé de la Faculté de Médecine de Paris en 1974, il exerça pendant plus de 10 ans les fonctions hospitalières d'attaché de rhumatologie et participa aux activités d'un centre anti-douleur. Soucieux d'élargir son éventail thérapeutique, il étudia l'acupuncture, l'homéopathie, la méso-thérapie et les oligo-éléments. Aujourd'hui, il enseigne ces médecines alternatives à ses confrères. Il est le président de l'Association Médicale pour l'Etude de la Neuro-Acupuncture et de la Biostimulation. Ses derniers travaux l'ont amené à s'intéresser aux possibilités thérapeutiques de l'ionisation de l'air.

Ancien rédacteur en chef d'une revue médicale, il est l'auteur de nombreux articles et de deux livres : *« Soignez votre mal de dos par les médecines douces »* (Ed. Artulen) et *« L'acupuncture par vous-même »* (Ed. Artulen).

PRÉFACE

Aujourd'hui encore, il est de bon ton dans certains cercles de jeter l'anathème sur les sciences physiques et chimiques en les rendant responsables des atmosphères nocives.

C'est oublier un peu vite que ces mêmes sciences nous ont par ailleurs apporté le confort, le bien-être, et le traitement des maladies.

N'est-il pas écrit dans la Bible : « Employez la terre et soumettez-là ». Et c'est un lieu commun que de dire que toute découverte, si elle est bonne en soi, peut avoir des effets pervers selon l'emploi que l'on en fait.

Une preuve nouvelle de l'intérêt des sciences physico-chimiques nous est fournie dans ce livre qui établit les bienfaits des ions négatifs de l'air comme l'action nocive des ions positifs.

Le choix du sujet peut surprendre, car il est encore peu commun de se soucier de l'existence de molécules ionisées positivement ou négativement dans l'air que nous respirons.

Il est pourtant clairement démontré par ailleurs que les ions négatifs ont un réel effet bénéfique sur l'organisme humain.

Un historien des sciences pourrait d'ailleurs s'étonner que l'on ait tant tardé à le faire savoir étant donné l'ancienneté des découvertes et des travaux auxquels cette discipline scientifique se réfère.

Nous savons en effet que les premières démonstrations sur les bienfaits de l'électricité atmosphérique remontent à 1783.

C'est un siècle plus tard, en 1899, que l'existence des ions, responsables de la charge électrique de l'air, fut établie.

Quant aux premières études systématiques, elles datent de 1930 et l'on sait qu'un grand nombre d'applications furent entreprises à l'époque de la deuxième guerre mondiale.

Pourtant un demi-siècle plus tard, l'utilisation des ions négatifs dans la vie quotidienne des Français est pratiquement inexistante, et l'ioniseur installé dans une maison ou au bureau est encore trop souvent considéré aujourd'hui comme un gadget ou un signe d'originalité de son propriétaire.

Ce schéma regrettable de l'évolution des sciences et des techniques est malheureusement assez général dans notre pays. Il faut en effet reconnaître que paradoxalement, les Français ont été au XIXe et au XXe siècles le plus souvent à l'origine de découvertes remarquables, mais non remarquées. Rarement ils ont développé eux-mêmes leurs idées et recueilli le fruit de leurs travaux.

Quant l'ère des réalisations est arrivée, ils ont dû acheter des brevets à l'étranger...

Le passage des idées à leur développement en termes d'applications concrète est certes toujours lent car il faut compter avec la nécessaire période d'incubation.

Une bonne politique de la recherche voudrait pourtant que soient favorisées et développées les idées les plus « intéressantes ». Mais comment reconnaître l'intérêt d'une nouveauté et celui d'un projet de développement ?

C'est là, généralement l'affaire des « sages » officiellement désignés pour s'en occuper.

Mais la « sagesse » est-elle bien une qualité première nécessaire en pareille occurence ?

N'a-t-elle pas trop tendance à étouffer dans l'œuf le génie du pionnier par une conduite prudente, et pour le moins circonspecte.

Quoi qu'il en soit, il faut rendre hommage aux hommes de progrès comme l'auteur de ce livre qui ont l'art et le talent de parler le plus simplement pour le bénéfice de tous d'un sujet a priori quelque peu hermétique.

Certes la connaissance scientifique ne doit pas rester le monopole exclusif de quelques spécialistes et ce n'est pas la déprécier que de la mettre à la portée du plus grand nombre. L'érudition du Docteur ROBERT mais aussi son esprit analytique et synthétique à la fois, alliés à de grandes qualités de pédagogue, font de cet ouvrage une contribution remarquable à la vulgarisation scientifique intelligente.

Professeur André MICHEL
Professeur à la Faculté des Sciences d'Orsay
Ancien directeur de Laboratoire au CNRS

AVERTISSEMENT DE L'AUTEUR

Cet ouvrage est un livre qui s'adresse plus spécialement au « grand public ». C'est pourquoi nous avons volontairement évité de mentionner systématiquement dans le texte le nom de tous les chercheurs qui ont réalisé des travaux sur l'ionisation négative. Un texte truffé de noms propres et de références, comme c'est le cas pour une thèse aurait quelque peu irrité le lecteur non averti qui aurait pu trouver cette présentation « pédante » et rébarbative.

Toutes les affirmations contenues dans ces pages n'en sont pas pour autant dépourvues de fondements. Elles reposent sur de réels travaux scientifiques publiés dans des revues médicales internationales.

Parmi nos lecteurs, les médecins, les scientifiques et les chercheurs qui voudraient approfondir certains points, pourront se reporter en fin d'ouvrage à la bibliographie très complète qui contient toutes les publications qui ont aidé à la réalisation de ce travail.

INTRODUCTION

« C'est une triste chose de penser que la nature parle et que le genre humain n'écoute pas. »

VICTOR HUGO

Dans leur recherche éperdue du bonheur, l'un des objectifs majeurs de nos contemporains n'est-il pas de se préserver de la maladie ?

Un vénérable confrère définissait, non sans humour, la santé comme « un état précaire qui ne présage rien de bon... ». C'est en effet un équilibre toujours susceptible d'être déstabilisé par de multiples perturbations.

Dans notre environnement quotidien, les erreurs alimentaires, les excès de boisson, la sédentarité et la pollution sont autant de stress qui nous agressent et peuvent être source d'épuisement énergétique, voire de maladies.

Certains prennent conscience de leurs erreurs, dans un sursaut de lucidité et modifient en conséquence leur mode d'existence pour aboutir à une nouvelle hygiène de vie dans un but de prévention. Ils peuvent être ainsi amenés à adopter des mesures diététiques sans pour autant renier la gastronomie, à apprendre à déguster raisonnablement le vin sans s'enivrer et à faire découvrir à leur corps la manière de bouger harmonieusement sans s'épuiser à faire du sport.

Quant à la salubrité de nos poumons, une fois la cigarette abandonnée, il nous semble évident de considérer que le problème de la pollution de l'air n'est plus l'affaire que des industriels, des politiciens et des écologistes...

Nous nous préoccupons des 3 Kg de nourriture et de boisson que nous ingérons chaque jour, mais paradoxalement nous négligeons les 15 Kg que constituent les 10 000 litres d'air que nous respirons dans la même période.

D'aucuns devraient pourtant savoir que l'air contient des ions de polarité électrique opposée, dont l'équilibre respectif influe d'une manière déterminante sur notre forme en particulier et sur notre santé en général. Disons schématiquement que les ions négatifs sont, contrairement à leur nom, bénéfiques pour notre organisme et que les ions positifs, quant à eux, sont particulièrement nocifs.

L'homme du XXe siècle a découvert le moyen de maîtriser les problèmes de survie dans les capsules spatiales et les sous-marins atomiques. Il sait désormais subsister dans des conditions extrêmes, mais qu'en est-il de l'état de son environnement quotidien ? La civilisation industrielle a détruit l'équilibre ionique naturel en nous enfermant dans des tours climatisées, en nous imposant la cohabitation d'appareils électriques plus pernicieux qu'ils n'en ont l'air (car ils sont producteurs d'ions positifs maléfiques) et en négligeant la pollution de l'air due aux fumées industrielles et à l'automobile.

L'organisme humain a certes des facultés d'adaptation exceptionnelles et dispose fort heureusement de mécanismes de correction, mais il n'est pas raisonnable de les solliciter sans cesse, comme nous le faisons quotidiennement au préjudice de notre santé et de notre vitalité. Les abus permanents conduisent en effet à une dégradation physiologique progressive qui se traduit par une fatigue excessive, première étape de la maladie.

Mais si chaque individu ne peut pas faire grand chose pour combattre efficacement la dégradation ionique de la planète, dont l'humanité tout entière est responsable, il peut en revanche reconstituer pour lui et ses proches, l'atmosphère idéale en l'enrichissant en ions négatifs.

C'est ce défi personnel que je vous propose de mettre en œuvre en découvrant dans ce livre les vertus exceptionnelles de l'ionisation négative.

CHAPITRE I

L'IONISATION DE L'AIR

A) DE L'INTUITION A LA SCIENCE, UN PEU D'HISTOIRE

S'il vous arrive d'avoir envie de vous oxygéner sur les pentes neigeuses d'une montagne, de vous « mettre au vert » à la campagne ou de confier votre visage aux embruns marins, c'est parce que, instinctivement, vous sentez le besoin d'échapper à l'atmosphère polluée dans laquelle vous vivez habituellement. Vous cherchez ainsi un peu d'air pur, là où vous savez que vous respirerez le mieux.

L'influence des modifications atmosphériques sur la santé n'avait pas échappé aux Anciens qui pensaient que les maladies étaient en relation avec ce qui se passait dans l'air. Ils attribuaient ainsi une grande responsabilité au brouillard, à la pluie et à l'orage. Hippocrate notait dans son Traité « Des airs, des eaux et des lieux » qu'il fallait pour expliquer un trouble, tenir compte avant tout d'une modification du temps et du climat.

Dans le Talmud, il est par ailleurs écrit : « Tu ne jugeras pas quand souffle le Sharav. » Il s'agit d'un vent qui se déplace du désert arabique vers le Moyen Orient et dont on a pu noter qu'il provoque des troubles de l'humeur avec une instabilité du caractère, ce qui ne crée pas en effet les conditions mentales idéales d'objectivité et de sérénité pour rendre la justice.

En 1750, Benjamin Franklin découvrit l'électricité atmosphérique. En fixant un fil métallique sous un cerf-volant qu'il fit voler à très haute altitude, il observa qu'un courant électrique parcourait le fil et, si on le mettait au contact d'un objet métallique, une étincelle se produisait. Cette expérience audacieuse et particulièrement dangereuse, fut d'ailleurs fatale à plusieurs scientifiques qui voulurent la répéter.

Après cette impulsion donnée par le futur inventeur du paratonnerre, les scientifiques de l'époque et notamment certains prêtres firent de nouvelles découvertes. En 1750, l'abbé Nollet, précurseur dans plus d'un domaine, montra que les phénomènes électriques pouvaient avoir une influence sur le développement et la vie des êtres qui en subissent les effets.

En 1752, LEMONIER prouva qu'il existe dans l'atmosphère un champ électrique permanent qui persiste même par beau temps.

En 1754, ZETZELL nota les rapports entre les

poussées de rhumatismes et les variations de l'électricité statique.

Quant au père BECCARIA, il écrivit en 1775 que : « la nature fait grand usage de l'électricité atmosphérique pour développer la végétation ». Mais ce ne fut qu'en 1780 que l'abbé BERTELON mit au point un appareil électrique baptisé « l'électro-végétomètre » qui favorisait la croissance des végétaux. En fait, il produisait des ions, sans que son concepteur le sache...

En 1780 de SAUSSURE avait fabriqué un électromètre portatif et affirmait : « Peut-on douter que la douce et continuelle électrisation que subit un homme qui se promène au grand air, dans un lieu élevé et découvert, n'influe sur ses organes, sur la circulation du sang et sur la sécrétion de ses humeurs ? Avec les électromètres, on pourra choisir les sites les plus avantageux. »

En 1782, MARAT (future victime de Charlotte CORDAY) alors médecin des gardes du comte d'Artois publie ses « Recherches physiques sur l'électricité ». Il montre ainsi que si dans une pièce obscure on fait pénétrer par un petit orifice un rayon de soleil dirigé sur les pointes d'une machine électrostatique, les poussières sont électrisées ; elles sont attirées par l'extrémité d'une baguette de verre qui se charge positivement.

Dès 1783 furent publiés les premiers travaux sur les bienfaits de l'électricité atmosphérique dans le traitement de nombreuses maladies. De

SAUSSURE avait remarqué la santé surprenante et l'étonnante longévité des personnes vivant dans des maisons situées près d'une cascade. Et BERTHELON de déclarer : « l'hygiène électrique, la pathologie et la thérapeutique électrique sont des sciences nouvelles dont l'importance ne peut être mise en doute ».

Deux siècles plus tard, il n'a pourtant été guère entendu, bien que les découvertes s'accumulent : en 1860 la théorie du potentiel est appliquée par THOMSON à l'état électrique de l'atmosphère et en 1899 ELSTER et GEITEL prouvent l'existence des ions, responsables de la charge électrique de l'air.

On multiplie alors les expériences sur les effets de l'électricité chez l'homme. Au début le sujet était seulement placé dans un champ électrique intense produit entre deux électrodes, l'une fixée au plafond, l'autre reliée au sol. C'est ce qu'on appelait la « franklinisation » en souvenir de Benjamin FRANKLIN.

En 1901 CZERMAK montra l'action défavorable des ions positifs sur l'homme et DESSAUER l'effet bénéfique des ions négatifs.

L'année 1905 vit le Pr LANGEVIN découvrir que les ions, ces molécules gazeuses électrisées, pouvaient se grouper par fixation sur des particules en suspension pour former des ions 1 000 fois plus gros dont les propriétés biologiques sont essentiellement conditionnées par la nature chimique de la particule qui sert de support ; d'où les implications en rapport avec la pollution industrielle.

Plus près de nous, ce furent les Russes et notamment TCHIJEVSKI qui, vers 1930, étudièrent l'action des ions sur les phénomènes vitaux. Et les applications pratiques virent rapidement le jour, puisque les sous-marins allemands, pendant la deuxième guerre mondiale étaient équipés d'appareils produisant des ions négatifs pour rééquilibrer électriquement l'air confiné.

Puis les Etats-Unis avec KRUEGER développèrent tout un programme de recherches sur l'ionisation, notamment dans le cadre de la conquête spatiale. Mais alors qu'aujourd'hui aux U.S.A. les ioniseurs sont considérés « comme d'utilité publique » et fiscalement déductibles, en France, malgré les travaux de DENIER, RAGER, METADIER, OLIVEREAU et BRETON, l'ionisation négative reste scandaleusement méconnue.

Puissent ces pages aider nos concitoyens à prendre conscience de la révolution que peut apporter l'introduction des ions négatifs dans leur vie quotidienne.

Il reste encore des « Bastille » à prendre : celle de l'ignorance coupable est l'une d'elles !

B) LE CHAMP ÉLECTRIQUE TERRESTRE

La surface de la terre est chargée négativement ; l'ionosphère, en très haute altitude, est quant à elle électriquement positive. Entre ces deux polarités se trouve l'atmosphère terrestre (environ 40 km de hauteur) de nature peu conductrice. Ainsi est constitué une sorte de condensateur géant qui, sous l'influence des orages se décharge automatiquement créant un courant de 1 800 ampères. Ce champ électrique est orienté de haut en bas, de l'ionosphère vers la terre.

LE CHAMP ÉLECTRIQUE TERRESTRE

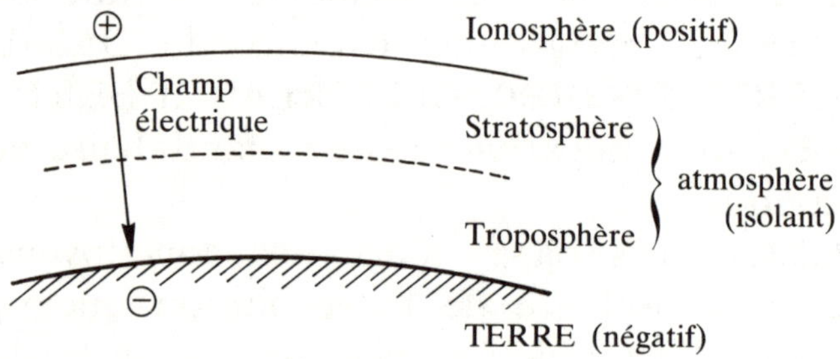

Le sol peut être considéré comme une surface de potentiel zéro. Quant à l'ionosphère, elle a un potentiel de l'ordre de 360 000 volts par rapport à la terre. Si l'on admet que le sol terrestre est plan, son potentiel est identique en tous ses points. En s'élevant dans les airs, les potentiels croissent par symétrie et les surfaces équipotentielles sont des plans parallèles au sol, la variation du champ électrique étant de 100 volts par mètre.

LES ÉQUIPOTENTIELS DU CHAMP ÉLECTRIQUE TERRESTRE

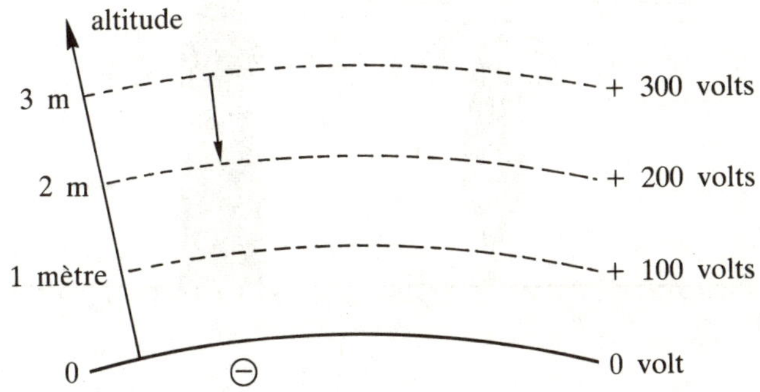

En raison des irrégularités du sol, dues aux obstacles (collines, arbres, monuments) les surfaces équipotentielles sont déformées et épousent les formes des aspérités du terrain.

Ainsi un clocher d'église qui a une extrémité fine et pointue attire les ions positifs qui partent à la terre, tandis que les ions négatifs, attirés par le champ électrique au sommet de cette pointe, sont émis dans l'atmosphère qui s'ionise. En altitude le champ électrique n'est plus linéaire, il est de 4 volts par mètre à 10 km et de 1 volt par mètre à 20 km de hauteur.

LES MODIFICATIONS DES ÉQUIPOTENTIELS
EN FONCTION DES ACCIDENTS DU SOL

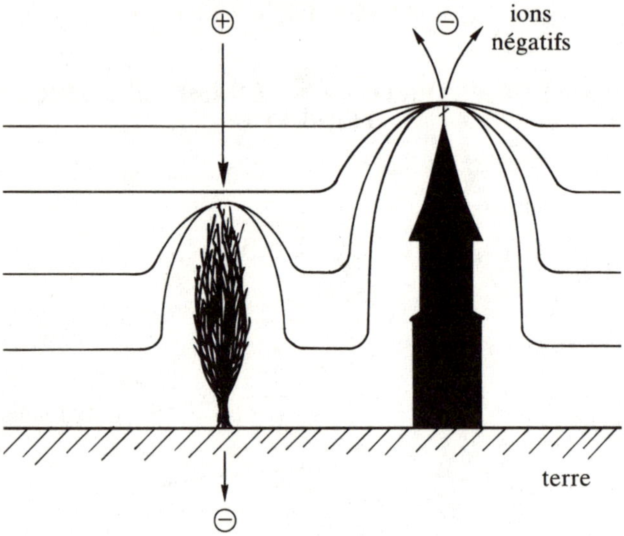

C) LES IONS

1) Qu'est-ce qu'un ion ?

La matière est faite de molécules, elles-mêmes formées d'un certain nombre d'atomes qui sont constitués d'une part d'un noyau positif, d'autre part de charges négatives appelées électrons.

L'atome d'oxygène, par exemple, comporte un noyau central positif à 8 protons, entouré de

8 électrons qui gravitent en orbite sur 2 couches concentriques.

L'ATOME D'OXYGÈNE

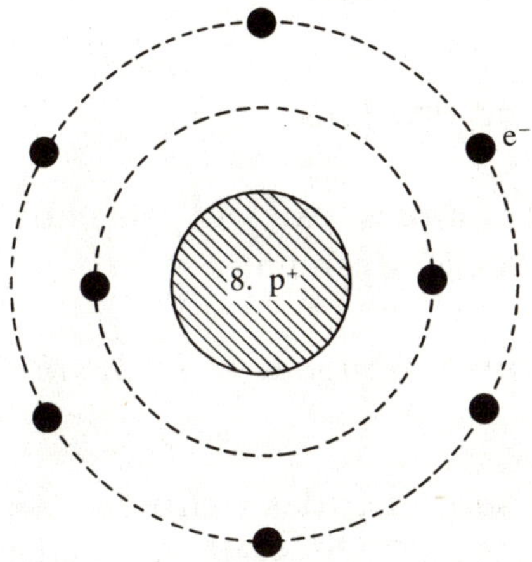

Neutre

Les 2 charges étant égales, cet atome est neutre, on dit qu'il est à l'état fondamental ; l'atome d'oxygène est neutre. Mais dans certaines conditions, que nous verrons plus loin, grâce à un apport d'énergie, un atome peut perdre ou gagner un ou plusieurs électrons. Il se charge alors électriquement et devient un ion. La capture d'un ou plusieurs électrons crée un ion négatif ; la perte d'électrons crée un ion positif, car en l'absence de ces électrons, c'est la charge positive qui l'emporte.

Les molécules, elles aussi peuvent être ionisées. Il en est ainsi dans l'air pour l'azote, le gaz carbonique, l'hydrogène et l'eau qui se chargent positivement. Les ions négatifs sont surtout des ions oxygène et c'est de leur présence en quantité suffisante dans notre environnement que dépendra notre bien-être.

2) Naissance des ions

Diverses sources existent et nous allons les envisager successivement :

a) Les rayons cosmiques et les rayons ultra-violets

Chaque seconde, des trillions de particules cosmiques venant du système solaire pénètrent dans l'environnement terrestre. Quand ces particules entrent en collision avec les molécules de l'air atmosphérique, le choc ionise les molécules. Leur grand pouvoir de pénétration leur permet de traverser les toits et les murs les plus épais. C'est ainsi que même un local clos peut avoir un air quelque peu ionisé. Plus l'altitude est élevée, plus cette action ionisante est importante, d'autant que s'y ajoute l'effet des rayons ultra-violets.

b) La radioactivité naturelle

Dans les roches terrestres et notamment celles qui sont granitiques, il existe des éléments radioactifs dans la nature (comme le radium, l'uranium ou l'actinium) dont la désintégration dans l'air produit des gaz comme le radon. Au cours de ces réactions sont émis des rayonnements ionisants alpha, béta et gamma dont la vitesse est proche de celle de la lumière et qui produisent dans l'air de 30 000 (rayons gamma) à 250 000 paires d'ions/cm^3 (rayonnement alpha). Ce phénomène disparaît au-dessus de 1 000 mètres et n'existe pas au niveau des mers et des océans.

c) La photosynthèse des plantes

Sous l'action de la lumière solaire, la chlorophylle des plantes vertes capte l'hydrogène ionisé et libère ensuite des ions négatifs d'oxygène dans l'air. D'où cette sensation de bien être et de saine respiration que l'on éprouve en forêt. C'est dire l'importance de la présence d'espaces verts dans les villes pour compenser l'atmosphère chargée en poussières et en fumées.

De même le plancton fournit 80 % de l'oxygène ionisé de notre atmosphère, c'est pourquoi il est impératif de préserver la propreté des mers et des océans. En effet si leur surface est polluée par du mazout ou des substances non biodégradables, l'énergie solaire pénètre difficilement dans l'eau.

d) La pulvérisation des liquides

Au pied d'une cascade, près d'un jet d'eau ou sur la plage où déferlent les vagues, la pulvérisation de l'eau disperse des gouttes qui en retombant sur une surface solide produisent une énorme quantité d'ions négatifs qui peut atteindre une concentration de 80 000/cm^3.

C'est l'effet « LENARD » que l'on retrouve aussi lors de grosses pluies, en utilisant un nettoyeur à haute pression ou tout simplement en prenant une douche. Cette même sensation de bien respirer peut être ressentie près d'une fontaine de salon, qui outre son aspect décoratif a une action salutaire sur le bien-être des personnes qui vivent à proximité.

e) Les orages

Pendant toute la période où ils se préparent, l'ionisation de l'air change tout le temps de polarité avec une prédominance d'ions positifs qui explique nos malaises. Au cours de l'orage, les champs électriques des nuages créent des décharges avec la terre, augmentant de façon importante l'ionisation de l'air que nous respirons. Avec les premières gouttes de pluie, les ions négatifs deviennent prépondérants et un profond soulagement survient.

Comme on dénombre sur notre planète quelques 44 000 orages par jour, qui produisent

L'IONISATION ATMOSPHÉRIQUE LORS D'UN ORAGE

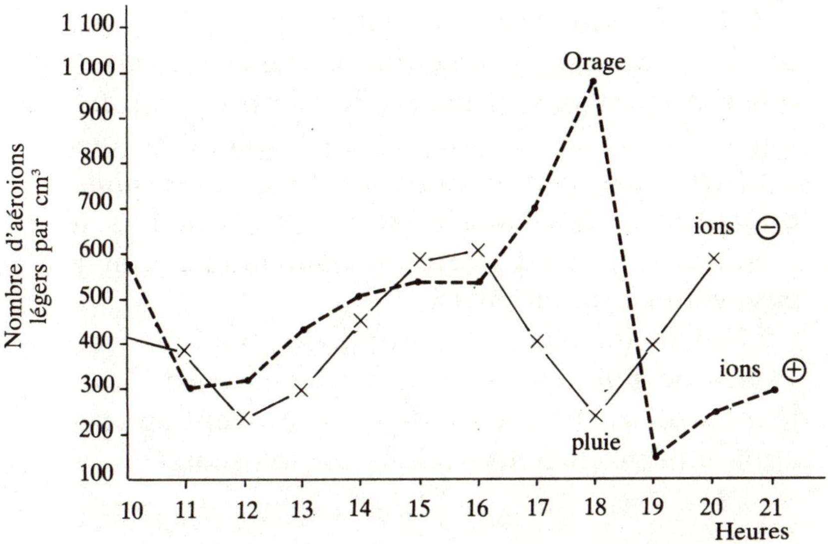

Influence de l'orage sur l'ionisation de l'atmosphère.

36 000 éclairs par heure, on conçoit l'importance de cette source ionique.

f) Les incendies de forêt et les éruptions volcaniques

Ils occasionnent une élévation thermique favorisant des réactions chimiques qui apportent aux molécules un surcroit d'énergie, ce qui permet l'ionisation de l'air et contribue à enrichir notre atmosphère en ions négatifs, mais au prix de quels désastres...

g) La tribo-électricité

A la moindre brise, le frottement des feuilles d'arbres, des aiguilles de pin ou même des brins d'herbe entre eux, a pour effet de produire des ions. On savait de longue date que l'air des pinèdes était bon pour la santé et c'est ainsi que la forêt des Landes était réputée pour son « bon air » et c'est la raison pour laquelle on y envoyait les tuberculeux.

Le principe de cette production ionique par « effet de pointe » ou « effet Corona » est d'ailleurs utilisé en France dans la conception des appareils producteurs d'ions ou ioniseurs.

3) Les facteurs naturels modifiant l'ionisation

a) L'altitude

Plus on s'éloigne du sol, plus la radioactivité terrestre baisse, mais plus l'action des rayons cosmiques et des rayons ultra-violets devient prépondérante. Mais en haute altitude, les ions négatifs se raréfient. C'est vers 800 à 1 500 mètres qu'on peut bénéficier des concentrations ioniques maximales.

b) La pression barométrique

Lorsque la pression atmosphérique augmente, ce qui est le cas par beau temps, les ions négatifs tendent à devenir plus nombreux que les ions positifs. Le fait que l'on ressente une plus grande sensation de bien-être lorsqu'il fait beau, est en grande partie lié à ce phénomène.

L'effet contraire se produit si la pression atmosphérique diminue, car elle entraîne un dégazage du sol avec sortie du radon radioactif et intensification du flux des rayons cosmiques par baisse des interactions avec les molécules de l'air.

Ces variations barométriques changent aussi d'amplitude en fonction de la position de la Lune sur son orbite, qui ajoutera ou retranchera ses effets à celui du soleil.

Mark TWAIN disait : « Tout le monde se plaint du temps, mais personne ne fait quelque chose contre lui... » Si effectivement nous ne pouvons pas faire la pluie et le beau temps, au moins nous sommes capables de rééquilibrer le facteur ionique grâce à l'ionisation artificielle.

c) L'hygrométrie

Une forte teneur en vapeur d'eau est défavorable à la présence d'ions négatifs. C'est ce qui explique cette impression de fatigue permanente liée aux atmosphères humides de certains pays tropicaux ou la survenue de poussées douloureuses chez les rhumatisants. Les cardiologues, quant à eux, ont bien montré que le taux d'infarctus du myocarde augmente si le temps est humide.

Inversement l'ionisation négative atmosphérique la plus forte se rencontre par temps sec. De fait, le taux de suicides est plus faible l'été en atmosphère sèche.

d) Les brouillards

Le Fog londonien a fait 5 000 morts en 1952, cette hécatombe ne peut être attribuée exclusivement à la pollution, car on a vu se produire le même type d'accidents dans des régions campagnardes où aucun gaz toxique n'était présent. En cas de brouillard, l'air est très chargé en ions positifs qui empêchent l'évacuation pulmonaire du gaz carbonique, lui aussi chargé positivement. Les poumons arrivent ainsi difficilement s'oxygéner, les insuffisants respiratoires se mettent alors à étouffer et si leur cœur défaille, la mort peut survenir.

e) Les lieux maudits

Il existe notamment entre deux montagnes des sites enfermés où l'air se renouvelle mal. Ils sont bien connus des autochtones qui les appellent « Trous du Diable » ou « Trous de l'Enfer ». Les alpinistes y sont pris de malaises associant maux de tête, nausées, rougeur du visage et vertiges pouvant aller jusqu'à la perte de connaissance. GASPARI, qui a particulièrement étudié ces phénomènes au Mont-Rose dans le Cervin, a montré que ces sites étaient très fortement ionisés positivement.

f) Les changements de saison

Des manifestations de modifications ioniques avec un renforcement de la concentration en ions positifs se voient au moment des équinoxes, époques où certains sujets hypersensibles souffrent d'une fatigue soudaine évoluant parfois sur un fond dépressif.

g) L'activité solaire

Les taches ou les éruptions solaires agissent sur l'ionisation en modifiant le flux des particules cosmiques qui atteignent la terre, où règne alors un excès d'ions positifs. Ces jours là, les infarctus du myocarde sont plus fréquents et les crises d'angine de poitrine surviennent en dehors de tout effort.

h) Les phases lunaires

La Lune ne se contente pas, comme le dit le poète, « de répandre sa lumière comme un lait et sa nuit comme un manteau »... Elle absorbe la lumière du soleil et la renvoie aussi. Mais une partie de cette lumière réfléchie est absorbée par l'atmosphère et ionise les molécules d'oxygène de l'air. Par contre, lors de la Pleine Lune, et à un moindre degré au moment de la Nouvelle Lune, on se trouve avec un excès d'ions positifs nocifs. Certains sujets sont particulièrement sensibles à ces véritables « marées biologiques ».

Nous avons marché sur la Lune, mais la Lune continue « à nous faire marcher »... Elle rythme en grande partie la physiologie de la femme : le moment de la conception selon les cycles lunaires favorise l'un ou l'autre sexe de l'enfant à naître, de même l'organisation du cycle mensuel et le déclenchement des accouchements sont soumis à l'influence de la lunaison.

Si la Lune est le chef d'orchestre de phénomènes qui se rattachent à la Vie, elle peut aussi présider à la Mort ! OTELLO ne dit-il pas : « L'erreur de la Lune c'est de s'approcher plus que de coutume de la Terre et de rendre les hommes fous. »

Lors de la pleine lune, les pompiers sont appelés 30 fois plus que d'habitude, les crimes sont plus fréquents et les sujets les plus calmes peuvent être victimes d'un « coup de folie ». Cette irritabilité et cette agressivité correspondent bien aux symptômes retrouvés lors d'un excès d'ions positifs nocifs.

i) Les vents

En cas de vent chaud et sec, même si au niveau du sol, il n'y a aucune modification de température, ni d'hygrométrie, la colonne d'air s'allège localement car sa partie supérieure est constituée d'air chaud. La pression barométrique baisse donc et c'est ainsi qu'apparaît une très forte ionisation positive dans les basses couches de l'atmosphère.

Les vents chauds et secs sont nombreux dans le monde et les effets pervers de certains d'entre eux ont été particulièrement étudiés :

— le Foehn au Tyrol et en Suisse,
— le Sharav du Neguev en Israël,
— le Santa Anna de Californie,
— le Sirocco d'Italie,
— le Zonda d'Argentine,
— le vent d'Autan dans la région de Toulouse,
— le Chinook des Montagnes Rocheuses.

Leur température est généralement supérieure à 28°, leur hygrométrie inférieure à 25 % et on remarque une très forte ionisation dans leur zone frontale (le front est la ligne de contact entre deux masses d'air à températures différentes).

Le Sharav qui souffle par intermittence à Jérusalem est précédé pendant un à deux jours d'une vague importante d'ionisation positive qui occasionne des troubles chez certains habitants, avant même que le vent lui-même ne soit apparu. Ces sujets météo-sensibles ont de la difficulté à supporter la brusque augmentation des ions positifs qui sont toujours au moins 10 % supérieurs aux ions négatifs (cf. tableau 1).

Tableau 1

LES VARIATIONS DE L'IONISATION QUAND SOUFFLE LE SHARAV

	pourcentage d'humidité	ions positifs	ions négatifs
Temps normal	65	1 100	1 000
2 jours avant le vent	33	4 500	4 000
1 jour avant le vent	37	1 300	1 110
jour de vent	11	1 400	1 200
retour au temps normal	74	1 200	1 070

On note la brusque augmentation de la concentration des ions positifs 2 jours avant l'apparition du vent.

4) Les facteurs artificiels modifiant l'ionisation atmosphérique

a) La pollution

La pollution favorise la baisse du taux d'ions négatifs et la formation de gros ions positifs nocifs. Fumer des cigarettes dans une pièce est à ce titre beaucoup plus dangereux que la pollution des cheminées d'usines ou celle des pots d'échappement des voitures.

b) Les appareils électriques

Les frottements dus aux fonctionnements des machines, les étincelles des moteurs, le champ électrique créé par les ordinateurs ou celui des radiateurs favorisent l'apparition d'ions positifs en grande quantité qui peuvent perturber les travailleurs environnants.

c) L'air conditionné

L'air conditionné est néfaste en raison d'un rapport : ions positifs sur ions négatifs trop élevé, sauf si le constructeur a intégré un ioniseur dans son installation, ce qui n'est généralement pas le cas en France.

Toutes ces nuisances que nous avons créées dans notre environnement, soulèvent des questions si importantes, que nous y reviendrons en détails plus loin dans cet ouvrage.

5) Les divers ions

Il faut distinguer deux catégories d'ions : les petits et les gros ions.

a) Les petits ions sont produits par l'ionisation des constituants gazeux de l'atmosphère. Ils sont très mobiles, car ils arrivent à parcourir 1,6 cm/sec. sous l'influence du champ électrique terrestre. Ils sont constitués de 2 à 30 molécules et sont donc très légers.

b) Les gros ions (ou « ions LANGEVIN ») quant

à eux, ont une masse 1 000 ou 2 000 fois plus grande et sont 1 000 à 3 000 fois moins mobiles. Ils résultent de la fixation de petits ions sur des particules solides ou liquides contenues dans l'air (suie, fumée, produit d'érosion des roches, poussière, gouttelettes d'eau où sont dissouts les gaz toxiques nés des chauffages urbains, des usines et des voitures). L'inhalation de ces gros ions est éminemment toxique. Or malheureusement leur durée de vie est importante, car moins mobiles, ils se neutralisent plus lentement. Ils peuvent subsister une heure ou plus, alors qu'en air pollué un petit ion ne survit pas plus de trente secondes.

Dans ces deux catégories d'ions, on retrouve bien entendu des ions positifs et des ions négatifs.

6) La mort des ions

En même temps que se créent des ions, d'autres sont détruits :

— soit par recombinaison : quand un ion positif rencontre un ion négatif, leurs charges électriques opposées font qu'ils s'attirent et ils reforment ainsi un corpuscule neutre ;

— soit par adsorption : sur les surfaces solides ou liquides qu'ils percutent (objet, mur, gaine de ventilation, gouttelette de liquide).

DISPARITION DES IONS

(d'après LANGEVIN)

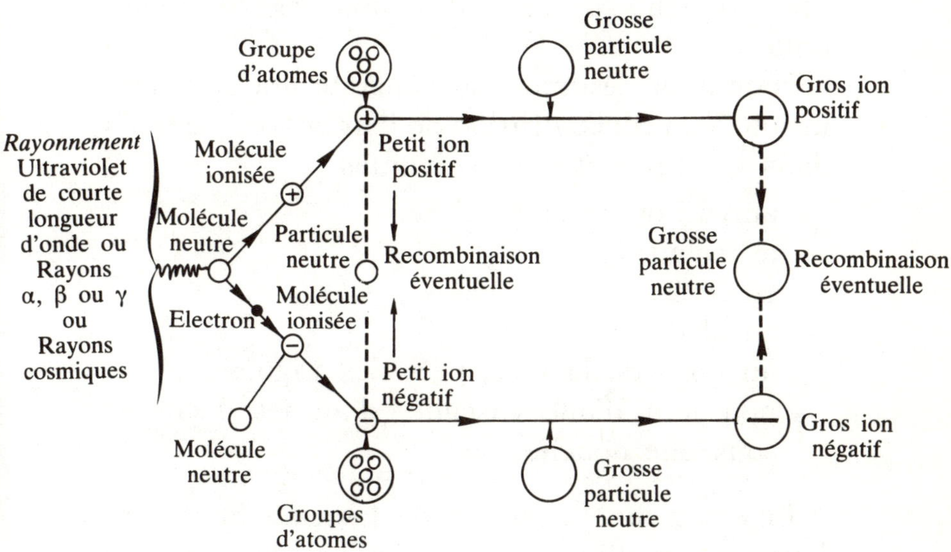

7) Concentration des ions dans l'air

Un certain équilibre se produit entre le nombre de gros et de petits ions, leur rapport détermine l'indice de pollution de l'atmosphère. Si ce rapport atteint ou dépasse 50, l'air est dit pollué et l'alerte est donnée par les services d'hygiène afin que les usines s'arrêtent de cracher leurs fumées pendant quelques heures. Ainsi le degré de salubrité d'un climat est-il fonction du nombre de petits ions qui sont statistiquement surtout des ions oxygène négatifs. Mais étant plus mobiles, ils sont plus fragiles, ce qui fait que la concentration d'ions positifs nocifs l'emporte le plus souvent sur celle des ions négatifs bénéfiques.

Pour nous résumer, on constate une augmentation de la concentration de l'air en ions négatifs dans les circonstances suivantes :

— après l'orage et la pluie,
— au soleil,
— en forêt,
— en altitude,
— au bord de la mer, près des vagues,
— non loin d'une cascade, d'un jet d'eau ou sous une douche.

Inversement, beaucoup de facteurs favorisent l'apparition d'ions positifs (et par là même la baisse de concentration des ions négatifs bénéfiques) :

— avant l'orage (temps lourd),
— aux équinoxes (fatigue ou déprime des changements de saison),
— lors de la Nouvelle Lune ou de la Pleine Lune,
— en hiver,
— avant l'arrivée des vents chauds et secs,
— dans certains lieux maudits des montagnes,
— par l'augmentation de l'humidité ambiante (crises de rhumatismes),
— par l'augmentation de l'activité solaire,
— en cas de brouillard,

— en air confiné (domicile, auto, transports en commun, école, bureau),
— en air conditionné,
— près d'un appareil électrique (radiateur, téléviseur, ordinateur, four à micro-ondes),
— près de tissus synthétiques (moquette, vêtements),
— par la pollution due au tabac, à la poussière et aux gaz de combustion des voitures ou du chauffage.

Variation du nombre d'ions négatifs par cm³ dans un local
Pièce de 16 m³ occupée par 6 personnes pendant 1h30

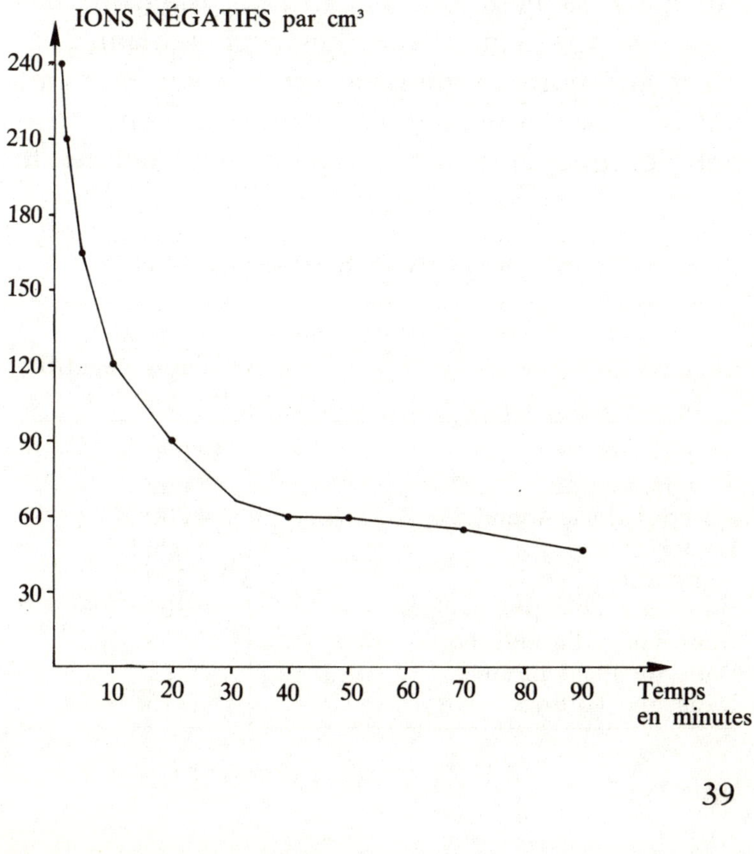

A la campagne, à la montagne ou à la mer où l'air est assez pur, il y a environ 12 ions positifs pour 10 ions négatifs, mais en ville dans un local fermé et habité, la proportion est de 50 ions positifs pour 1 ion négatif.

YAGLOU a montré que dans un local de 16 m^2 non aéré et vide où il y avait au départ 240 ions/cm^3, vingt minutes après et du fait de la présence de 6 personnes, on n'en trouvait plus que 50...

Pour fixer les idées, examinons quelques chiffres que nous devons aux travaux du Pr Curie qui nous donnent la concentration moyenne des ions négatifs dans divers lieux (cf. tableau 2) :

En fait notre organisme est particulièrement sensible aux brusques variations de concentration ionique et principalement à la baisse de

Tableau 2

CONCENTRATION DES IONS NÉGATIFS

Lieu	nombre d'ions négatifs par cm^3
Au pied d'une cascade	10 000 à 50 000
A la montagne	8 000
Au bord de la mer	4 000
En forêt	3 000
A la campagne	1 200
Dans une ville peu polluée	300
Dans une ville enfumée	50
Dans un local habité	25
Dans une voiture	15

quantité d'ions négatifs. Ces ions négatifs sont presque tous des ions oxygène (que METADIER appelait les « oxions ») qui ont une action, d'une part grâce à l'oxygène qui est nécessaire à tous les phénomènes vitaux et d'autre part en raison de leur charge électrique qui apporte une énergie utilisable pour les échanges biochimiques au niveau des membranes cellulaires.

8) Les ions sont-ils indispensables ?

Dans 1 cm^3 d'air, il y a environ 27 milliards de milliards de molécules neutres et seulement quelques centaines ou quelques milliers d'ions. Leur rôle est-il pour autant négligeable ? Les résultats des expériences pour déterminer s'ils sont indispensables à la vie ont été dans la plupart des cas concluantes :

a) TCHIJEVSKI fit respirer à des animaux de laboratoire un air privé d'ions, ils moururent en quelques jours.

b) KIANITKI refit l'expérience : en air désionisé, le temps de survie des animaux normalement nourris fut de

1 à 12 jours pour les pigeons
2 à 7 jours pour les cobayes
5 à 8 jours pour les lapins et
3 à 4 jours pour les chiens.

c) Des plongeurs de la Marine Nationale, dont les bouteilles d'air comprimé avaient été remplies depuis trop longtemps, durent remonter rapidement à la surface, malgré un mélange gazeux correct. Au fil des jours, les ions s'étaient fixés sur les parois des bouteilles et leur absence dans le mélange ne permettait plus de respirer normalement.

La présence d'ions semble donc nécessaire à la vie. Ils agissent en très faibles quantités comme les hormones, les vitamines ou les oligoéléments. L'infinitésimal fait partie du règne animal : rappelons que le bombyx du mûrier mâle décèle l'odeur de la femelle, à plusieurs kilomètres, bien que la senteur ne corresponde qu'à la présence de 250 molécules dans l'air !

FELICI, en revanche, aurait élevé des souris en 1975, pendant 6 semaines dans un air ne contenant que 5 ions/cm^3 et prétend n'avoir pas pu déceler d'effets nocifs sur les animaux. De fait, dans l'industrie chimique ou dans l'électronique, on travaille dans « des chambres blanches » où la filtration de l'air et sa vitesse de renouvellement sont telles que la concentration ionique est quasi immesurable.

Il est probable que l'homme sain compense ou ignore une foule de facteurs physiques ou chimiques auxquels notre organisme juge inutile de réagir. Si nous sommes en bonne santé, nous pouvons en effet ignorer les variations de la température extérieure, de la pression atmosphérique ou de l'éclairage. Ceci n'exclut pas pour autant une sensibilité individuelle aux modifications météorologiques. Certaines personnes ne deviennent elles pas brusquement sensibles au pollen, à la poussière, aux poils de chat ou aux acariens et finissent par faire de l'asthme ou des réactions allergiques diverses ?

9) Effets de l'ionisation sur l'homme

Si nous avons la conviction de mieux respirer à la campagne, à la montagne, à la mer ou près d'une cascade, c'est à cause de la richesse de l'air en ions négatifs.

Avant l'orage, en raison d'un excès d'ions positifs, nous sommes irritables, les jambes nous pèsent, nous nous « traînons » et nous trouvons le temps lourd et incommodant. En revanche, dès que la pluie est tombée, nous ressentons un grand soulagement, l'air nous semble frais et vivifiant, nous nous sentons revivre, l'apaisement survient en même temps qu'augmente la quantité d'ions négatifs.

Au-delà de ces simples impressions subjectives, des médecins ont noté le parallélisme entre les modifications de la pression atmosphérique, les variations du taux d'ionisation et l'apparition de maladies aiguës :

— crises d'asthme,
— attaques d'hémiplégie,

— infarctus du myocarde,
— états dépressifs,
— poussées de rhumatismes,
— ulcères d'estomac,
— hémorragies digestives et
— crises de migraines.

Dans ce cadre, remarquons la finesse d'observation d'un malade asthmatique dont le cas est rapporté dans la thèse du Dr NICOLAS : « Ici au printemps, parfois chaque jour, apparaissent de gros nuages roux, dits nuages d'orage. On dit que l'orage monte, on croit qu'il va éclater, qu'une forte pluie va tomber et souvent rien n'arrive. On dit que “l'orage est passé au vent”. Or au fur et à mesure que l'orage arrive, l'asthme arrive aussi. Je sais quelquefois dès 10 heures du matin que le temps sera à l'orage le soir avant que le premier nuage n'ait apparu. A mesure qu'ils arrivent, la crise augmente, pour finir à l'étouffement complet si l'orage ne crève pas. J'ai grand peine à me calmer avec mes médicaments. Au contraire s'il crève avec une bonne pluie, au bout d'un quart d'heure, je suis calmé. Comme ici il y a souvent des nuages et qu'ils crèvent rarement, je vais au bord de la mer où l'orage est plus rare. Et s'il en est un par hasard, je descends à la plage et là j'entre dans l'eau où je respire et je me sens bien. »

Cette observation décrit parfaitement la succession des phases cliniques qui évoluent parallèlement à l'état électrique de l'atmosphère et l'amélioration apportée par les ions négatifs « nés des vagues » par effet Lenard.

Mais les études les plus scientifiques ont porté sur les vents chauds et secs et notamment le Sharav qui souffle en Israël : les troubles apparaissent 1 à 2 jours avant que ne survienne le vent, au moment de la forte augmentation de l'ionisation positive qui passe facilement de 1 000 à 4 500 ions/cm^3. On constate chez les personnes incommodées :

— de l'irritabilité,
— de l'émotivité,
— des maux de tête,
— un état dépressif,
— de la fatigue,
— de la diarrhée,
— des nausées,
— des tremblements,
— des vertiges et
— une insomnie.

Il y a parallèlement une augmentation des accidents d'auto de 100 % d'après les statistiques des compagnies d'assurance et de plus on note une majoration du taux des suicides et de la criminalité.

Dans son livre consacré aux ions SOYKA décrit les troubles que lui occasionna le Foëhn quand il séjournait à Genève en Suisse. « La plus grande partie du temps, je me trouvais en bonne forme, plein de vie et d'énergie, mais sans aucune raison apparente, il y avait des jours où je me trouvais si tendu et angoissé que j'étais incapable de faire quoi que ce soit. J'étais assailli par des peurs et des doutes, d'autant plus exténuants qu'ils n'avaient aucune raison d'être. Il était typique que ces troubles s'associent à une insomnie et soient souvent accompagnés d'une complète lassitude, d'exténuation et d'un désespoir paralysant. »

Il continue à raconter ses troubles et ajoute : « J'ai souffert de crises inexplicables d'anxiété, de dépression, de malaises physiques et une espèce de désespoir infini qui, à certains moments m'amenaient à flirter avec l'idée de suicide. A Genève quand souffle le Foëhn, l'air se trouve malade, non pas à cause de la pollution, mais à cause d'un déséquilibre dans la charge électrique naturelle de l'air, qui peut nous conduire, nous autres humains à faire sauter les fusibles. »

Les médecins ont cherché la cause de ces troubles : en fait, la baisse de pression barométrique entraîne une augmentation des ions positifs dans l'atmosphère qui se traduit dans l'organisme par un accroissement du taux sanguin et urinaire de sérotonine. La sérotonine est un neuro-médiateur, c'est-à-dire une substance chimique qui transporte des informations au niveau des voies nerveuses et du cerveau. De fait on peut recréer expérimentalement les mêmes troubles par une simple injection de sérotonine. En revanche, on peut guérir les symptômes en traitant les malades par des médicaments « anti-sérotonine » ou par l'inhalation d'ions négatifs.

Ce qui laisse certains observateurs perplexes, voire dubitatifs, c'est que tout le monde n'a pas la même sensibilité à ces modifications atmosphériques. D'après SULMAN, 30 % de la population est particulièrement sensible à ces variations métérologiques, ce qui ne veut pas dire pour autant que le reste n'en subisse pas les effets. Mais comme les symptômes sont alors très discrets et supportables, le lien de cause à effet est beaucoup plus difficile à identifier.

10) Comment les ions pénètrent-ils dans l'organisme ?

a) Par voie respiratoire

— d'une part les ions agissent par voie réflexe en excitant les récepteurs nerveux pulmonaires ;

— d'autre part, les ions ont une action par voie humorale, en pénétrant dans le sang à travers la paroi des alvéoles pulmonaires dont ils stimulent la perméabilité.

La suppression d'un de ces mécanismes n'annule pas l'effet des ions sur l'organisme. En effet, si on coupe les rameaux pulmonaires du nerf vague qui innerve le poumon, les effets persistent (par voie humorale). Et si l'on supprime l'irrigation de la patte d'un lapin élevé en ionisation négative, les effets sur les muscles se maintiennent (par voie nerveuse).

b) Par voie cutanée

Il semble que les ions ne traversent pas la peau, mais PORTNOV, de l'Académie des Sciences de l'U.R.S.S., pense qu'ils agissent sur les points d'acupuncture ou les zones réflexes et modifient ainsi par induction électrique l'état fonctionnel des récepteurs nerveux de la peau qui transmettent leurs messages à la moëlle épinière et aux centres nerveux. On peut remarquer en effet que si on isole le museau d'animaux d'expérience, pour empêcher toute pénétration pulmonaire des ions, des effets persistent, identiques à ceux obtenus par inhalation du même flux d'air ionisé. PORTNOV en particulier, a pu mettre en évidence par ce mode d'administration des modifications vasculaires et nerveuses dûment enregistrées par des appareils électroniques.

11) Par quels mécanismes physiologiques les ions agissent-ils ?

a) Comme nous l'avons déjà signalé, dans de nombreux cas, les ions sont efficaces en faisant baisser les taux de sérotonine dans le sang et le cerveau. Dans le même temps, on a une baisse du taux urinaire de la sérotonine (sous forme d'un métabolite appelé : acide 5 hydroxy indol acétique ou 5 HIAA). L'oxygène, sous sa forme ionisée négativement constitue un « oxygène suractivé » qui accélère la dégradation de la sérotonine, qui ont le sait est détruite par oxydation.

b) Par ailleurs les ions agissent au niveau des glandes endocrines et notamment de la surrénale : les ions positifs stimulent la sécrétion des hormones minéralo-corticoïdes. Quant aux ions négatifs, ils favorisent la sécrétion d'hormones gluco-corticoïdes et notamment de cortisol.

c) Au niveau métabolique, les ions négatifs accélèrent le fonctionnement du cycle de KREBS qui fabrique l'énergie des cellules et la met en réserve sous forme d'ATP (adénosine triphosphate). Les ions négatifs agissent ici en facilitant l'action d'un enzyme : la cytochrome oxydase.

d) Les ions négatifs sont surtout des ions oxygène, or la pénétration dans l'organisme d'un ion oxygène permet le passage de 80 molécules d'oxygène neutre, favorisant une meilleure oxygénation des tissus.

e) Il faut dire enfin que nos cellules sont programmées depuis des millénaires pour intégrer une ionisation équilibrée de l'air où doivent prédominer les ions négatifs liés à l'oxygène. La membrane cellulaire est baignée d'une solution électrolytique comportant des ions, certains chargés positivement : le sodium Na^+, le potassium K^+, le calcium Ca^{2+} et le magnésium Mg^{2+} ; d'autres négativement : le chlore Cl^- et l'oxhydrile OH^-. La face interne de la membrane cellulaire est chargée négativement et la face externe positivement, cette dernière va donc capter les ions négatifs, puisque les charges contraires s'attirent. Il se crée ainsi un champ électrique transmembranaire (de 10 000 volts par mm) qui permet le passage des ions négatifs qui vont contribuer à restaurer les fonctions biologiques perturbées. Au contraire, un excès d'ions positifs entraîne des modifications électriques qui sont un facteur de ralentissement des échanges ioniques et de dérèglement physiologique et donc, à terme, favorise l'usure cellulaire.

CHAPITRE II

LA VIE QUOTIDIENNE EN IONISATION NÉGATIVE

Avant d'envisager les modalités techniques de l'ionisation négative et son apport dans le traitement des maladies ou dans le maintien de notre vitalité, nous allons voir d'emblée, quels sont les lieux qui peuvent bénéficier de la présence d'un ioniseur.

Les conditions de vie que nous impose notre civilisation moderne tendent à détruire l'équilibre ionique de l'air. Dans la plupart des cas, il y a même une production excessive d'ions positifs nocifs, ce qui contribue à affaiblir notre organisme, à en diminuer considérablement son fonctionnement physique et intellectuel et même à l'exposer parfois à la maladie. Aussi l'introduction de l'ionisation négative bénéfique dans notre vie quotidienne peut constituer la solution idéale, non seulement pour prévenir les effets pervers de la pollution qui nous entoure, mais aussi pour dynamiser nos fonctions organiques, voire même pour améliorer nos performances.

A) L'IONISATION EN VOITURE

Dans une automobile, la quantité d'ions présents dans l'air de l'habitacle est minime : de l'ordre de 20 ions/cm^3 avec une forte majorité d'ions positifs. Ceci est dû, d'une part au dégagement de gaz carbonique venant de la respiration des passagers dans un faible volume et d'autre part à la carcasse métallique du véhicule qui forme une cage de Faraday, qui supprime le champ électrique terrestre.

En voiture, la présence d'un ioniseur :

— supprimera les nausées des enfants
— ôtera l'électricité statique
— épurera l'air, notamment en cas de tabagisme
— gommera la sensation de fatigue
— améliorera les réflexes et la concentration
— évitera les réactions d'irritabilité et d'énervement.

L'ionisateur utilisé peut se passer de ventilateur, car la diffusion des ions se fera par l'air pulsé venant du tableau de bord. Les appareils que l'on trouve dans le commerce sont conçus pour fonctionner sur accumulateur rechargeable ou plus simplement par branchement direct sur la batterie du véhicule par l'intermédiaire notamment de l'allume-cigare. Pour qu'il soit efficace l'appareil doit être laissé en marche pendant toute la durée du trajet et les vitres du véhicule doivent rester fermées.

Plusieurs pilotes du Paris-Dakar ont expérimenté avec succès l'ioniseur de voiture. Ils ont déclaré avoir beaucoup moins ressenti la fatigue du parcours et avoir été plus en forme à l'arrivée de chaque étape. Tous ont d'autre part été surpris par l'amélioration considérable que cela a pu leur apporter au niveau de la conduite.

Il faut signaler par ailleurs que des expériences très poussées sont actuellement en cours au sein de l'Institut National de la Recherche sur les Transports et la Sécurité, en collaboration avec une importante société de transport routier (Sté PROST) dont plusieurs de ses camions ont été équipés d'ioniseurs.

Les premiers résultats obtenus, sont riches d'informations : ils permettent en effet de prouver que l'état de vigilance des chauffeurs est accrue lors de longs trajets. Les utilisateurs notent d'autre part la suppression des odeurs dans les véhicules et une très nette amélioration de l'atmosphère confinée des cabines.

On a pu ainsi remarquer que l'ionisation de l'habitacle d'un véhicule contribuait très sérieusement à diminuer, voire supprimer, le mal des transports dont peuvent souffrir certaines personnes et notamment les enfants.

Equiper une voiture d'un ioniseur n'est pas un gros investissement, puisque cela représente une dépense d'environ 1 000 francs. C'est en tout cas la garantie d'un meilleur confort des passagers et du chauffeur et un facteur essentiel de leur sécurité !

Certains constructeurs ont intégré un diffuseur d'ions négatifs dans leurs voitures de haute gamme. Espérons que l'on aboutisse le plus vite possible à une généralisation de l'installation de ces ioniseurs sur tous les véhicules de série. Il serait même souhaitable que ce soit les pouvoirs publics qui en décident l'obligation, comme ce fut le cas pour la ceinture de sécurité.

B) L'IONISATION A LA MAISON

Il fut une époque où nos habitations étaient réalisées avec des matériaux naturels comme les moellons de granit ou des toitures d'ardoise et nombre d'entre elles pouvaient même s'enorgueillir d'une cour intérieure où trônait une majestueuse fontaine entourée de plantes et de fleurs. Autant de sources d'ions négatifs dont pouvaient jouir leurs habitants. Les choses ont malheureusement beaucoup changé et l'habitat moderne présente un bien triste contraste face à cette situation idyllique...

Les murs de nos maisons sont désormais en béton armé, les toitures en fibro-ciment et nos fleurs sont trop souvent en tissu ou en plastique !

Nos habitations sont par ailleurs jonchées d'une escouade d'appareils électriques qui créent autour de nous un « véritable désert ionique ». Les radiateurs électriques, la télévision, le four à micro-ondes, les réveils à cristaux liquides et autres ordinateurs domestiques sont certainement les plus beaux fleurons de ce confort moderne dont nous sommes si fiers.

Nous devrions cependant prendre un peu mieux conscience des sources de nuisances dont ils sont responsables et du prix réel du progrès qui nous oblige sans cesse à compenser les équilibres perdus. Comment pouvons-nous accepter de laisser pénétrer chaque jour 10 000 litres d'air de mauvaise qualité dans nos poumons ?

Vous êtes nauséeux et dormez mal, vous vous réveillez fatigué et votre libido donne quelques signes de faiblesse ! Sachez alors que votre chambre à coucher est certainement le refuge douillet d'ions positifs nocifs dont la moquette synthétique, le réveil à cristaux liquides, le radiateur électrique ou encore la télévision sont de grands pourvoyeurs.

Il faut savoir en effet qu'un téléviseur, même arrêté, reste sous tension de plusieurs milliers de volts. Le tube cathodique continue dans ces conditions à bombarder son environnement d'ions positifs nocifs. C'est ainsi qu'on a pu remarquer qu'un poste de télévision éteint, mais resté cependant branché dans une cave ou un grenier avait pour effet de chasser les rats et les souris. Si vous avez un poste de télévision dans votre chambre à coucher, débranchez impérativement la prise avant de vous coucher.

De la même façon, évitez la présence d'un radiateur électrique et supprimez autant que faire se peut, tous les gadgets électroniques inutiles. Vous serez ainsi dans les meilleures conditions pour parvenir à un sommeil correct. Mais si vous voulez mettre toutes les chances de votre côté, le mieux est naturellement de procéder à une ionisation d'ambiance à l'aide d'un ioniseur. Vous aurez ainsi la certitude d'obtenir un sommeil réparateur et d'avoir en plus une plus grande vitalité au réveil.

L'ioniseur domestique peut être utilisé dans la chambre à coucher, mais aussi dans toutes les pièces de la maison où séjournent ses habitants et notamment la salle de séjour. Il pourra contribuer à purifier l'air surtout s'il y a des fumeurs ou à supprimer efficacement les odeurs de cuisine, pas toujours faciles à éliminer dans les logements modernes. Il pourra servir à améliorer le travail scolaire dont le rendement n'est pas toujours très bon, le soir, après une journée de fatigue.

Avec la généralisation de l'ionisation dans votre habitation, vous remarquerez une moindre tension chez vous-même et votre entourage, car elle tend à supprimer ces facheuses « atmosphères électriques » propres à notre mode de vie moderne. Vous retrouverez ainsi une sensation de bien-être et de détente qui vous fera dire « qu'il fait bon vivre chez soi ».

C) L'IONISATION A LA CRÈCHE

Les chers petits qui n'ont pas la chance d'être élevés à la maison, dans le giron maternel, connaîtront leur premier traumatisme social en arrivant à la crèche. Dans ces locaux publics, on élève des enfants, mais aussi des microbes. Ainsi les nourrissons souffrent-ils de fréquentes rhino-pharyngites, grandes pourvoyeuses d'otites à répétition qui conduisent à des paracentèses itératives, susceptibles de mettre en péril la qualité de l'audition au moment de l'apprentissage de la parole.

L'Etat devrait prendre conscience que l'ionisation des crèches contriburait de manière efficace à éviter la contagion aérienne des infections. Avec moins de visites médicales pour les bébés et moins d'arrêts de travail de circonstance pour leurs mères, la Sécurité Sociale y retrouverait ses petits et les parents leur tranquillité...

D) L'IONISATION A L'ÉCOLE

La meilleure réforme que l'Education Nationale pourrait lancer, serait de généraliser l'ionisation d'ambiance à l'école.

Grâce aux ions négatifs, nos chères têtes blondes supporteraient en effet beaucoup mieux :

— les horaires pléthoriques
— le gavage intellectuel
— la quasi inexistence du sport
— l'air confiné
— les perturbations liées aux changements d'heure d'été et d'hiver
— et l'influence néfaste des matériaux environnants.

On sait d'autre part que les ions négatifs préviennent la transmission des infections et améliorent les performances intellectuelles notamment des enfants. METADIER rapporte le cas d'un établissement scolaire dont seules les classes du rez-de-chaussée bénéficiaient expérimentalement de l'ionisation artificielle : les élèves eurent un taux d'absentéisme de 10 % contre 40 % l'année précédente. Lorsqu'une épidémie d'oreillons se déclara, aucun des enfants de l'étage ionisé ne fut atteint, malgré le contact avec les autres élèves lors des entrées et des sorties de l'école et pendant les récréations.

VAN KAESTEREN en 1984 effectua lui aussi

une étude en milieu scolaire qui porta sur deux groupes d'enfants ayant des caractéristiques identiques. Il s'intéressa essentiellement aux progrès scolaires, au pouvoir de concentration et au rythme de travail des écoliers. Les scores moyens du test des progrès scolaires démontrent que les élèves du groupe expérimental ionisé ont eu une progression très supérieure aux éléves du groupe témoin. Les données du test de concentration montrèrent quant à eux que le groupe ionisé fit, dès le début, beaucoup moins d'erreurs. De plus il remarqua que la quantité d'erreurs augmentait dès que l'ionisation était supprimée.

Les chiffres concernant le rythme de travail permirent de la même façon de constater un net progrès pour le groupe ionisé, alors qu'une telle amélioration ne se manifestait pas dans le groupe témoin. Une légère baisse des performances fut notée lors du 4e test, traduisant tout simplement le fait que les ioniseurs avaient été débranchés après le 3e test, mais prouvant ainsi qu'il y avait malgré tout une certaine persistance des effets bénéfiques de l'ionisation.

Citons enfin une dernière expérience menée à l'Ecole Nationale de Perfectionnement de Villeneuve-sur-Lot où des ioniseurs furent placés dans les classes, sans que les élèves sachent les jours où ils fonctionnaient. Les enseignants remarquèrent quand les appareils étaient opérationnels :

— une disparition totale de toute agressivité physique
— une meilleure concentration
— une augmentation très nette du rendement scolaire.

Lorsque les ioniseurs étaient débranchés, le nombre de baillements augmentaient et les enfants devenaient progressivement plus énervés et plus excités. Ils se rendaient compte d'ailleurs eux-mêmes que les appareils ne fonctionnaient plus. Les résultats de ce test montrent que 12 élèves sur 14 affirment se sentir plus calmes et travailler plus facilement lorsque l'ionisation fonctionne. Les professeurs rapportent qu'un jour d'octobre, la pression atmosphérique chuta brutalement de 785 à 775 millibars. Dans les heures qui suivirent, on assista dans les autres classes au malaise d'un enseignant poussé à bout par les bagarres et les chahuts de ses élèves. Par contre, dans la classe ionisée, l'ambiance resta calme et les enfants continuèrent à travailler comme à l'accoutumée. A la fin du mois d'octobre, une épidémie d'angines se déclara dans l'école, aucun enfant de la classe ionisée ne fut absent.

ÉTUDES CHEZ DES ENFANTS DE 11 ANS (Rotterdam 1984)

Dr VAN KAESTEREN

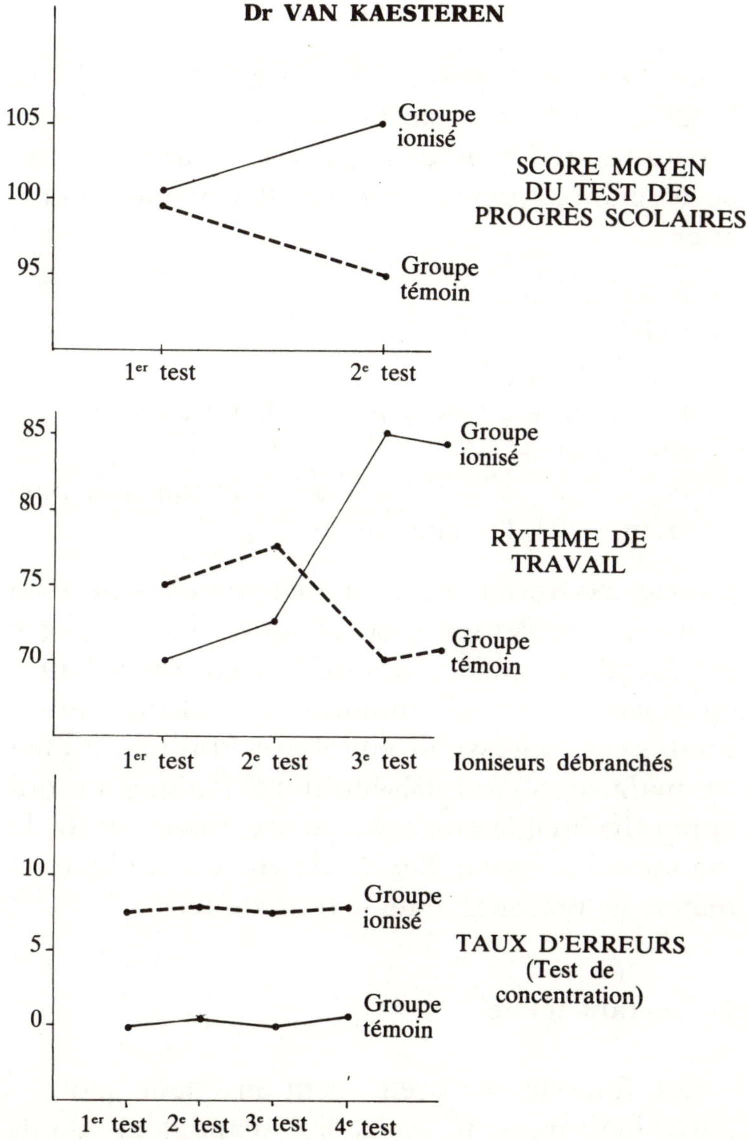

E) L'IONISATION SUR LE LIEU DE TRAVAIL :

Le lieu de travail, que ce soit : le bureau, l'atelier ou l'usine, accumule des nuisances qui sont autant d'handicaps pour la réalisation des performances professionnelles. Parmi elles, il faut citer :

— le tabagisme
— l'air confiné
— l'air climatisé
— les appareils électriques et notamment les ordinateurs
— et parfois la pollution de l'air par des particules ou des gaz toxiques.

C'est pourquoi les réunions deviennent trop souvent « houleuses », on dit que « l'atmosphère est lourde », qu'il y a « de l'orage dans l'air » ou encore que « l'ambiance est électrique »... Toutes ces expressions populaires traduisent bien ce malaise dû au déséquilibre ionique et qui apparaît bien avant que ne se fasse sentir le manque d'oxygène, l'excès de gaz carbonique ou même la présence d'un gaz toxique.

1) Le tabagisme

Les fumeurs assurent peut-être leur mort à petit feu, mais il est assez scandaleux qu'ils imposent aux autres un tabagisme passif qui est loin d'être anodin. Une enquête réalisée en hiver 1988 par le Centre médical inter-entreprise Europe sur 510 personnes montre que parmi les 58 % de non-fumeurs, les trois-quarts des abstinents se disent gênés par le tabagisme de leurs collègues fumeurs. Soixante deux pour cent d'entre eux se plaignent d'ailleurs de troubles fonctionnels :

— 65 % ont des troubles oculaires
— 54 % des gênes respiratoires
— 38 % des problèmes O.R.L.
— 25 % des maux de tête
— 19 % des nausées
— 9 % des troubles de concentration.

Parmi eux, la grande majorité réagit envers leurs collègues fumeurs ; on a classé ainsi leurs modes de revendication :

— 51 % se plaignent tout en essayant d'informer les fumeurs sur les risques qu'ils encourent
— 34 % ouvrent les fenêtres... quand elles s'ouvrent !
— 6 % se livrent à des agressions verbales
— 3 % demandent à changer de bureau
— 1 % cache les cendriers...

Malheureusement, un tiers d'entre eux reste muet, ne jugeant pas utile de faire quelque chose et la plupart du temps n'osant pas réagir ou ne sachant que faire.

Or, il faut savoir que dans un bureau de 30 m³, on trouve 500 ions négatifs/cm³ à l'arrivée le lundi matin. En branchant un ioniseur qui fournit 200 000 ions/cm³/sec, on pourra constater à 1 mètre de l'appareil au bout de 10 minutes de fonctionnement, une concentration de 75 000 ions/cm³. Si une personne fume alors 2 cigarettes, on note au bout de 10 minutes qu'il ne reste plus que 300 ions/cm³ dans la pièce, bien que l'ioniseur soit toujours en fonctionnement... Mais progressivement le taux d'ions remonte pour atteindre 1 000 au bout de 20 mn et 25 000 au bout d'une demi-heure.

On voit aussi ainsi que si le tabagisme passif est un problème sérieux dans de nombreuses entreprises ou lieux publics, l'ionisation négative peut heureusement contribuer à y remédier puisque les ioniseurs sont munis de filtres électrostatiques et d'une ventilation qui permettent d'assainir 50 à 100 m³ d'air par heure.

2) L'air confiné

Dans un local fermé, sans ventilation aucune, la quantité d'ions négatifs chute rapidement à cause de la quantité de gaz carbonique dégagée par la respiration. Ce phénomène est d'ailleurs amplifié par le tabagisme et si les personnes portent des vêtements synthétiques. On peut noter par exemple que dans une salle close et vide de 65 m^3, où il y a au départ 230 ions/cm^3 ; au bout de 2 heures, en présence de 16 personnes, on ne retrouve plus que 20 ions/cm^3 !

BENJAMIN et YAGLOU avaient identifié 300 ions négatifs/cm^3 dans un réfectoire vide de 400 m^3 comportant 4 fenêtres. Au bout de 20 minutes, alors que 26 personnes y prenaient leur repas, la quantité d'ions avait chuté à 60/cm^3. Leurs mesures montrèrent qu'il a fallu attendre 1 heure après le départ du dernier convive pour que la concentration d'ions revienne à 300/cm^3.

3) En air conditionné

Quel est celui qui n'a pas ressenti une sensation de malaise, notamment en France, dans une atmosphère dont l'air était conditionné ? Il faut savoir en effet que si l'air qui sort des bouches d'aération a parfois l'avantage de rafraîchir, l'équilibre ionique n'en est pas moins complètement détruit. Ce phénomène est dû au fait que les ions négatifs sont adsorbés par les filtres, les gaines de ventilation et les conduits d'aération métalliques. En outre, plus une installation d'air conditionné est moderne, plus elle « bénéficie » d'un filtrage poussé des poussières et des fumées qui arrête aussi les ions.

MACZINSKI a étudié l'ionisation dans un bureau de 83 m^3 ventilé à l'air conditionné et comportant 3 radiateurs électriques et des fenêtres qui ne s'ouvraient pas. Dans la pièce travaillaient de 8 h à 15 h, quatre personnes, dont deux fumaient environ 7 cigarettes par jour.

Tableau 3

VARIATIONS DE L'IONISATION DANS UN BUREAU

	gros ions positifs	petits ions négatifs
8 h à 8 h 45	7 100	38
11 h à 11 h 45	8 600	33
14 h à 14 h 15	8 860	20

On voit qu'il y a une corrélation très nette entre la concentration en gros ions positifs et la teneur en particules de fumée de l'air.

C'est ainsi que l'on décrit le « mal des buildings » ou le « syndrome des tours » dont les symptomes sont les suivants : irratibilité, fatigue, migraines, nausées, sueurs, irritation des yeux et des muqueuses nasales, toux, manque de concentration et difficultés de mémorisation. Tous ces signes correspondent aux symptômes de l'« intoxication » par les ions positifs... On pourra noter par ailleurs une prolifération de champignons et de bactéries diverses, ainsi qu'une concentration anormale de particules de fibres de verre et de fumée. Les enquêtes de l'Institut Supérieur du Travail ont mis en évidence, en France, de sérieuses carences dans la maintenance des systèmes de ventilation et un manque de prise de conscience de l'importance des règles de ventilation, de filtration et d'hygiène; comme une ignorance totale de l'importance de l'ionisation et de ses effets. On constate que 80 % des systèmes de climatisation sont mal entretenus et 20 % sont mal conçus au départ ! Le fameux « syndrome du lundi matin » ressenti par le personnel et si souvent responsable de migraines, correspond à la remise en route de la ventilation.

Les climatiseurs en général et leur négligence d'entretien en particulier peuvent être responsables de la transmission d'infections parfois graves. On se souvient qu'en juillet 1976, l'épidémie de la maladie des légionnaires fit 29 morts dans un grand hôtel de Philadelphie. D'autres germes ou virus, moins toxiques mais plus sournois existent partout et sont pourvoyeurs de rhinites, de sinusites, de trachéites et de bronchites. Or nous savons que l'ionisation négative a la propriété de détruire les germes en stérélisant l'air ambiant. C'est ce que montrent plusieurs enquêtes réalisées en milieu industriel.

— La Société BALHSEN de Hanovre a constaté que dans l'air de ses ateliers équipés d'ioniseurs, la destruction des microbes était de 87 % au bout de 30 minutes, de 90 % au bout d'une heure et de 97 % au bout de 100 minutes. Si dans l'industrie alimentaire, l'ionisation est un gage d'hygiène, dans n'importe quelle entreprise, c'est aussi toujours un facteur de prévention des infections pour le personnel qui y travaille.

— Une usine helvétique comprenait deux ateliers séparés où travaillaient 22 personnes dans chacun d'eux. Le premier fut équipé d'ioniseurs qui ne fonctionnaient pas ; on nota pendant les 3 mois d'hiver 64 jours d'absence pour maladies infectieuses dont 40 jours durant une épidémie de grippe. Dans le deuxième atelier, où les ioniseurs fonctionnaient, on ne nota que 22 jours d'absence dont 4 jours pendant la période de grippe.

— Dans une banque suisse, une étude fut poursuivie pendant 30 semaines : 309 personnes travaillaient en air ionisé (4 000 ions/cm^3) et 362 employés étaient en air normal. Une épidémie de grippe survint : le rapport de jours perdus par arrêts de maladie fut de 1 à 16...

— De la même manière, les canadiens ont eux aussi pris conscience de l'importance de la qualité de l'air à l'intérieur des bâtiments et ont mis en place une véritable stratégie pour diagnostiquer et résoudre ces problèmes dans les immeubles de bureau. Cette approche s'effectue pour eux selon une véritable procédure qui se déroule en 5 phases :

— 1re phase : réunir rapidement l'information sur les problèmes de santé du personnel.

— 2e phase : distribution d'un questionnaire dans les bureaux pour localiser les zones où se concentrent les plaintes les plus graves.

— 3e phase : mesurer les paramètres de qualité de l'air à partir d'échantillons prélevés sur les zones déterminées et considérées comme suspectes.

— 4e phase : évaluer de façon détaillée la ventilation pour déterminer les taux d'échange de l'air pour l'ensemble de l'immeuble, étage par étage.

— 5e phase : concevoir et exécuter les modifications nécessaires, puis effectuer une nouvelle étude après la réalisation des modifications pour vérifier leur efficacité.

Des centaines d'immeubles « malades » et qui rendaient malades leurs occupants ont été ainsi traités avec succès, malheureusement nous n'en sommes pas là en France !

4) Les ordinateurs

D'aucuns pourraient croire que les ordinateurs sont une invention géniale de l'homme. Ils doivent savoir qu'ils sont aussi une source insidieuse de nuisances dont leurs utilisateurs font quotidiennement les frais. La médecine du travail s'est penchée sur les risques encourus par les travailleurs sur écran. On a reconnu qu'il existait un facteur de stress, une fatigue visuelle et un mal de dos fréquent. On a mis au point des mesures pour éviter des excès de tension dûs aux facteurs physiques : vérification régulière de la vision, écran avec une bonne qualité d'affichage, éclairage étudié de la pièce pour éviter les reflets, mobilier adapté à la tâche et à la stature des opérateurs, atmosphère peu bruyante et aérée et enfin pauses régulières.

Mais en France, on se refuse encore à prendre en considération les conséquences liées au champ électrique et aux rayonnements créés par l'écran. Pourtant l'électricité statique provenant des écrans d'ordinateurs a pour effet de piéger les ions négatifs. De plus le tube cathodique se comporte comme un véritable canon qui mitraille son environnement immédiat d'ions positifs nocifs. Pendant longtemps on a cru que la puissance d'émission était trop faible pour être dangereuse, mais des recherches effectuées notamment en Scandinavie et aux Etats-Unis ont prouvé le contraire. EDSTROM en Suède a montré que les effets nuisibles dûs à l'irradiation étaient très différents si le sujet était à 40 cm ou à 4 mètres de l'écran. On peut en déduire qu'il est moins nocif de regarder sa télévision que de travailler sur écran ! OLSEN en Norvège a pu calculer que les charges émises allaient de 2 000 à 10 000 volts et décroissaient proportionnellement à mesure que l'on s'éloigne de l'écran. On peut donc considérer qu'un sujet assis à 45 cm d'un écran à tube cathodique reçoit en moyenne une charge positive de 150 volts/2,5 cm^2, alors que dans l'air ambiant normal, la charge n'est que de 3 volts/2,5 cm^2. Cette charge positive élevée a le défaut d'attirer et d'emprisonner les ions négatifs bénéfiques vers l'écran, alors qu'elle propulse vers l'opérateur des ions positifs nocifs à raison de 1 million/cm^2/minute ! Ce bombardement d'ions positifs nocifs reçus à faible distance, place ainsi le sujet en situation d'inhalation et est à l'origine de troubles bronchiques et cutanés fréquents. Il favorise d'autre part les conjonctivites, les maux de tête, les nausées et une certaine irritabilité accrue chez les opérateurs. Or 3 millions de français travaillent désormais sur écran, sans compter les 120 000 ordinateurs mis à la disposition des enfants dans le cadre du plan « L'informatique pour tous ». En 1985 une enquête de Force Ouvrière auprès de 22 catégories socio-professionnelles a montré que 79 % des opérateurs se plaignent de l'accroissement de la fatigue visuelle. Au bout de 3 ans de travail sur écran, 50 % d'entre eux ont des maux de tête et des troubles de mémoire et de concentration.

Là encore l'ionisation négative peut constituer

un antidote efficace, encore que la seule solution qui convienne consisterait à équiper les écrans de filtres et d'ioniseurs incorporés. Voilà en tout cas un argument commercial de poids pour le constructeur qui saurait astucieusement en décider ainsi.

Des expériences ont déjà été faites, ainsi on a pu remarquer que l'installation d'ioniseurs dans la salle d'informatique de la Standard Bank de Johanesbourg a fait chuter le taux d'erreurs de 2,5 à 0,5 %, mais a permis aussi de supprimer les charges statiques, de diminuer l'encrassage des bandes magnétiques, d'éliminer les poussières et les odeurs et surtout de faire baisser considérablement l'absentéisme en maintenant une meilleure vitalité chez les opérateurs.

5) L'étude du Dr HAWKINS à Londres

Cette expérimentation très complète a porté sur les conditions de travail dans les bureaux d'une compagnie d'assurances. Elle fut effectuée de Novembre 1976 à Février 1980 à Londres par l'équipe du Département de Biologie Humaine de l'Université de Surrey en Grande-Bretagne. Ce travail qui a été publié dans la revue « Focus on research », visait à vérifier l'effet des conditions atmosphériques sur les variations quotidiennes de l'état de santé de personnel dans certains sites d'observation choisis à cause de la fréquence relativement élevée de troubles dont se plaignaient les employés.

Le premier site choisi était le service de dactylographie qui comprenait 20 personnes, toutes féminines. Le deuxième site était le service des enregistrements des déclarations de sinistres, occupé par 32 personnes (15 hommes et 17 femmes). Le troisième site était le service informatique comprenant 54 personnes dont 50 hommes et 4 femmes travaillant en postes (8 h 30 — 16 h) (16 h — 24 h) et (24 h — 8 h 30). Les employés de bureau étaient répartis dans une grande pièce équipée d'air conditionné. Quant au service informatique, le personnel y travaillait dans un espace restreint et confiné, mais l'air y était également climatisé.

Dans tous les locaux furent installés des ioniseurs. Pendant les 4 premières semaines de l'étude, il avait été décidé que les appareils ne fonctionneraient pas, mais le personnel n'en était pas informé. Puis de la 5e à la 12e semaine, les ioniseurs furent branchés de façon continue sur les sites 1 et 3, et sur le site 2 pendant des périodes déterminées au hasard. Les ioniseurs étaient équipés d'un interrupteur à deux positions, mais personne ne savait dans quelle position les appareils fonctionnaient, pas mêmes les observateurs, ce qui permettait de mener une procédure « en double aveugle » strictement objective. Sur chacun des trois sites étaient notés quotidiennement : la température, le taux d'humidité et la concentration d'ions dans l'air.

Tableau 4

CONCENTRATION DES IONS SUR LE LIEU DE TRAVAIL

Sites	Nombre d'ions par cm³ d'air			
	Ioniseurs hors fonction		Ioniseurs en fonction	
	Ions positifs	Ions négatifs	Ions positifs	Ions négatifs
Service dactylo	350	350	50	2 500
Bureau réclamations	730	70	125	2 030
Service informatique	500	550	100	3 500
Air extérieur	700	700		

A la fin de chaque journée de travail, tous les membres du personnel remplissaient un même questionnaire consistant à évaluer divers paramètres de confort personnel et de perception de l'environnement, précisant notamment l'importance des migraines, des nausées et des vertiges, troubles fréquemment signalés au préalable. Dans le site 2, l'interprétation des résultats a été plus compliquée car l'effet bénéfique de l'ionisation se manifestait parfois une à deux semaines après l'arrêt du fonctionnement des appareils. On constate par exemple une diminution des maux de tête sur les semaines 5, 6 et 7, par rapport aux quatre premières semaines (où les ioniseurs étaient débranchés), mais cette baisse persiste la 8e semaine (ioniseurs à l'arrêt), et ne s'inverse qu'à la 9e semaine. La 10e semaine (ioniseurs en marche), il y a de nouveau une baisse sensible des maux de tête qui persiste les 11e et 12e semaines (ioniseurs arrêtés). Cet effet retard avait d'ailleurs été déjà observé dans de nombreuses études dont nous parlerons plus loin.

On peut résumer les résultats de l'étude de la manière suivante :

— Sur le migraines, on constate :

- une augmentation significative de leur fréquence aux températures les plus basses ;
- une diminution significative en présence de l'ionisation négative, quelle que soit la température et l'humidité.

Dans le service informatique, où était effectué un travail posté, on a pu observer que les migraines augmentaient progressivement du poste du jour à celui du soir et à celui de la nuit. Ici encore, les ions négatifs diminuaient fortement les troubles, sans relation apparente avec les postes.

Dans le site 2, on a essayé de déterminer s'il existait une différence dûe au sexe des sujets : en l'absence d'ionisation, la fréquence des troubles était presque identique. Avec l'ionisation négative, la diminution des troubles fut plus nette pour les femmes que pour les hommes, encore que la différence ne semble pas signifi-

AMÉLIORATION DES MIGRAINES AVEC L'IONISATION

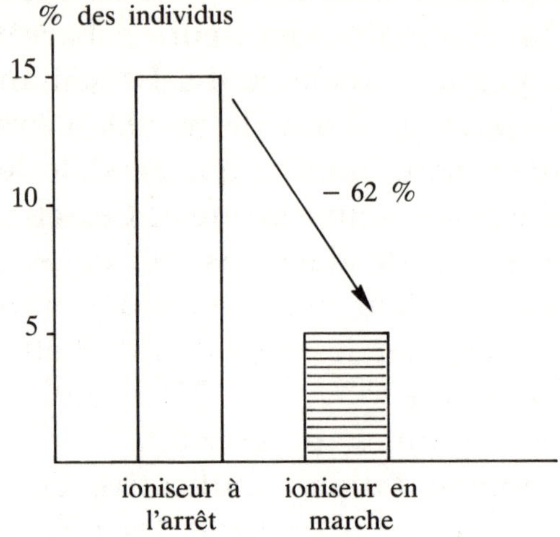

AMÉLIORATION DES MIGRAINES PAR L'IONISATION NÉGATIVE EN FONCTION DES HEURES DU POSTE DE TRAVAIL

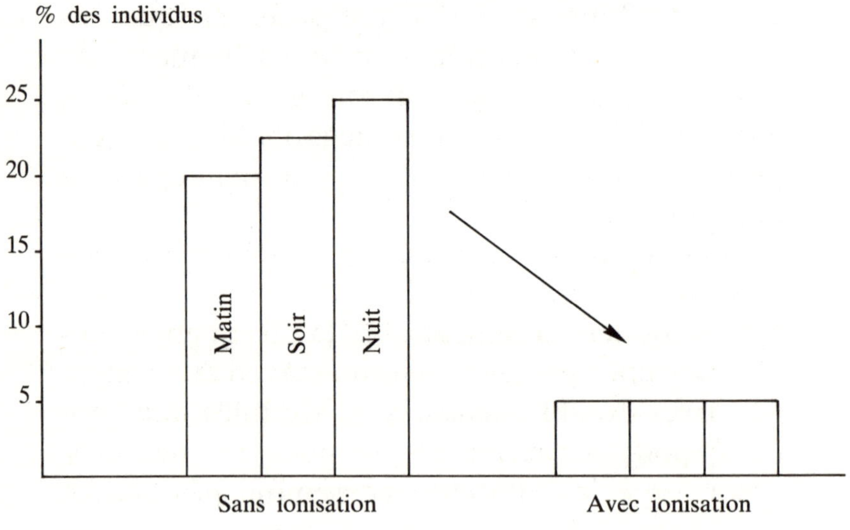

cative. Néanmoins dans le site 3, où il y avait essentiellement des hommes, l'amélioration obtenue par l'ionisation fut particulièrement sensible. Il n'est donc pas certain qu'il y ait une sensibilité différente pour les hommes et les femmes, que ce soit pour la fréquence des troubles ou pour leur amélioration par les ions négatifs.

En ce qui concerne les nausées et les vertiges, l'étude montre :

- leur baisse aux températures les plus élevées ;
- une diminution encore plus nette avec l'ionisation négative, quelle que soit la température ;
- une baisse des troubles avec l'augmentation de l'humidité de l'air, même sans ionisation.
- mais une diminution considérable des troubles avec l'ionisation, légèrement moindre cependant quand l'humidité augmente.

Comme on pouvait s'y attendre, la température et l'humidité ont eu des effets significatifs sur l'appréciation subjective donnée dans le questionnaire :

- au-dessus de 23°, les sujets percevaient l'atmosphère ambiante comme plus chaude, mais aussi comme plus renfermée qu'à température inférieure ;
- avec une humidité supérieure à 65 %, ils

avaient trop chauds, se sentaient inconfortables et gênés : l'atmosphère était trop chaude, trop renfermée, gênante, inconfortable et qualifiée de « mauvaise » ;
- avec l'ionisation négative, les sujets se sentaient toujours plus à l'aise et notaient des sensations de fraîcheur, d'éveil, de confort accru et de bonne humeur.

On peut donc en déduire que l'enrichissement de l'air en ions négatifs fait diminuer la fréquence des migraines, des nausées et des vertiges. Mais il est intéressant de noter que la baisse de fréquence des maux de tête n'est pas aussi nette à 16° ou 19° qu'à une température supérieure à 20°. Pour éviter la fatigue et son cortège de troubles pendant le temps de travail, la « formule idéale » semble donc l'association d'une température de 20°, d'un taux d'humidité d'environ 50 % et l'utilisation d'un ioniseur.

On peut ainsi conclure que l'ionisation de l'air sur le lieu de travail présente les caractéristiques suivantes :

— elle améliore la qualité de la vie du personnel
— elle fait baisser le taux d'accidents du travail
— elle diminue l'absentéisme
— elle augmente le rendement.

De nombreuses entreprises l'ont compris et sont équipées d'ioniseurs. Citons par exemple à Londres : la Banque du Crédit et du Commerce, les disques E.M.I., la B.B.C., Radio-Luxembourg, le Ministère de la Défense, Rank Xérox et le Commissariat à l'Energie Atomique.

Dans les postes de travail qui nécessitent une force physique, les ions négatifs seront les bienvenus étant donné leur action bénéfique sur la vigeur musculaire et la récupération à l'effort.

Quelle que soit la nature des locaux professionnels ou le type de travail effectué, la modalité d'application la plus simple est l'ionisation d'ambiance des locaux 24 heures sur 24. Exceptionnellement, certains employés pourront faire quelques minutes d'inhalation d'ions, par exemple en cas de migraine.

F) L'IONISATION A L'HÔPITAL

Nous savons que l'ionisation négative empêche la transmission aérienne des germes et peut donc être d'un grand secours notamment en air climatisé ; l'hôpital devrait être donc le lieu de prédilection pour son utilisation, empêchant ainsi la propagation des infections d'une zone de soins à l'autre. L'ignorance de cette évidence a conduit à l'épidémie de maladie des légionnaires qui a touché l'hôpital Bichat il y a quelques années.

Pourtant de nombreuses études ont déjà eu

lieu, par exemple à Helsinski, on ionisa le service de chirurgie plastique et des grands brûlés et on fit des expériences sur un germe redoutable, grand pourvoyeur d'infections hospitalières : le staphylocoque doré. L'effet des ions négatifs fut étudié sur une culture de germes et sur les germes mis en suspension dans l'air.

Tableau 7

EFFETS DE L'IONISATION NÉGATIVE SUR UN GERME :
le staphylocoque doré

			cultures de germes	germes dans l'air
1re Semaine :	Air	Mardi	13	5,4
	normal	Jeudi	10	2,9
2e Semaine :	Air	Mardi	6	2,4
	ionisé	Jeudi	4,7	4,7
3e Semaine :	Arrêt de	Mardi	8,8	4,8
	l'ionisation	Jeudi	9,7	8,2
4e Semaine :	Air	Mardi	4,4	2,1
	ionisé	Jeudi	3,3	0

On voit ainsi d'une manière évidente que les ions négatifs ont complètement détruit tous les germes en suspension aérienne.

Il faut rappeler en outre que les ions négatifs :

— diminuent les douleurs post-opératoires de 57 %
— calment à 85 % les douleurs des brûlures et favorisent leur cicatrisation

— raccourcissent le temps moyen de réveil après anesthésie
— et facilitent la gestion du stress.

G) L'IONISATION AU CABINET DENTAIRE

Le Dr VERDIER a consacré une thèse fort intéressante à ce sujet, nous en résumerons ici les principaux points. Il faut souligner d'abord que le dentiste est soumis à des nuisances liées à son exercice professionnel :

— il travaille dans un local à surface limitée dont l'aération est la plupart du temps insuffisante ;
— il est soumis à une pollution permanente de 15 000 particules/cm^3 constituées de pollen, de virus, de bactéries, de projection de fraisage, d'émanations médicamenteuses et de poussières dûes à la pulvérisation des ciments par les turbines ;
— il subit enfin l'électricité statique dûe aux appareils professionnels et au port de blouses généralement en textiles synthétiques.

Les conditions de travail sont par ailleurs plutôt pénibles, on peut noter en effet :

— une fatigue physique dûe à de mauvaises positions de travail ;

— une fatigue nerveuse dûe au stress, à l'attention soutenue, à l'anxiété des patients et aux tracas administratifs et fiscaux ;
— une fatigue sensorielle avec des troubles visuels, mais surtout auditifs compte tenu du bruit provenant des ultra-sons des turbines, des appareils à détartrer, de l'aspiration chirurgicale, sans parler des pleurs des enfants...

Il en résulte pour le praticien, des migraines, des vertiges, des troubles digestifs, des trous de mémoire, une intolérance au bruit, une irritabilité, une agressivité, une fatigue musculaire, des douleurs de la colonne vertébrale ou encore des troubles du sommeil.

On a donc pu observer que nombre de ces nuisances peuvent être considérablement améliorées par l'ionisation du cabinet dentaire, comme de la salle d'attente, ce qui permet un travail dans une atmosphère plus calme et moins stressante, tant pour le dentiste que pour son patient.

H) L'IONISATION DES SALLES DE SPECTACLE

Dans la plupart des lieux publics où il y a une grande concentration humaine, on peut noter une rapide dégradation de l'équilibre ionique.

Les schémas ci-dessous montrent bien cette altération progressive de la salubrité de l'air d'une salle de théâtre où les ions positifs passent de 2 000/cm³ à 9 000/cm³, tandis que les ions négatifs bénéfiques diminuent de 150 à 100/cm³. Ceci s'explique aisément quand on sait que tous les spectateurs rejettent à chaque expiration

VARIATIONS DU NOMBRE D'IONS POSITIFS DANS UN THÉATRE

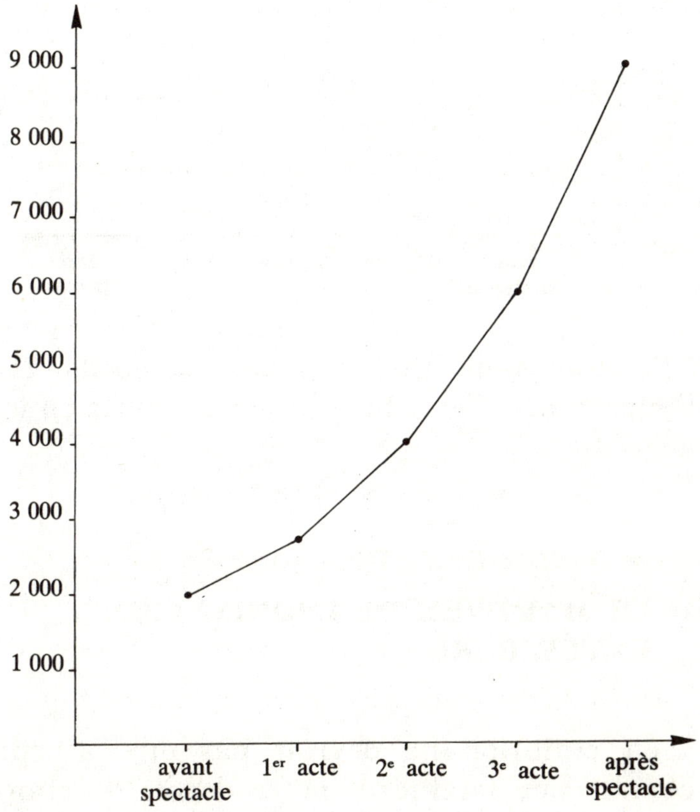

VARIATIONS DU NOMBRE D'IONS NÉGATIFS DANS UN THÉÂTRE

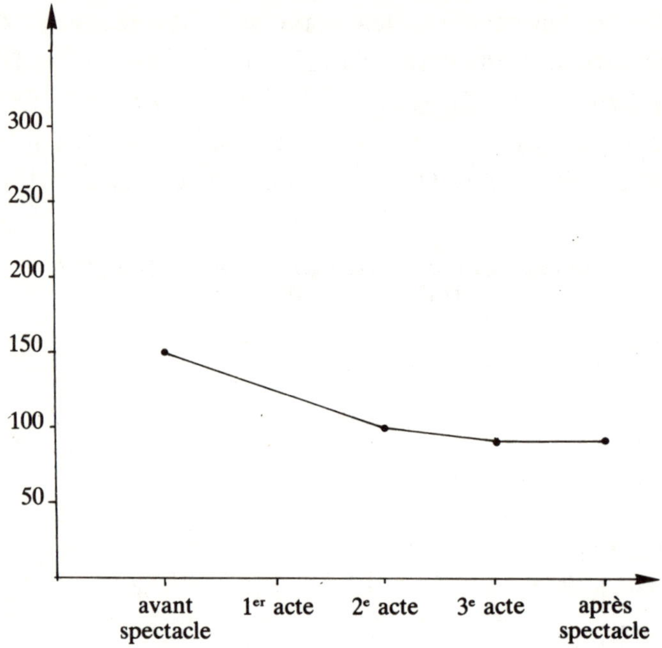

300 millions de gros ions positifs nocifs. D'où l'importance d'enrichir des lieux publics en ions négatifs.

I) LE MAINTIEN DE L'IONISATION EXTÉRIEURE

La pollution ne devrait pas être acceptée comme une fatalité et notre devoir de citoyen devrait nous conduire à encourager nos élus à imposer des normes strictes vis-à-vis des nuisances créatrices d'ions positifs nocifs. Parmi elles citons :

— les fumées d'usine
— les cheminées de chauffage des habitations
— les pots d'échappement des voitures
— les appareils électriques
— le tabagisme.

Parallèlement, il serait évidemment souhaitable de privilégier les sources d'ions négatifs bénéfiques et notamment :

— le respect des forêts
— la création de jardins publics
— le maintien et la construction de fontaines et de jets d'eau qui pétillent d'ions bienfaisants
— la protection de la mer pour que survive le plancton
— et même la survivance dans les rues de nos villes des pavés de granit dont la plupart ont été brutalement recouverts de bitume après les événements de Mai 1968...

Souhaitons que la poussée des écologistes en Europe permette que ces vœux ne restent pas lettre morte.

CHAPITRE III

L'IONISATION ARTIFICIELLE

Comme nous venons de le voir, dans les endroits clos où nous vivons habituellement, la quantité d'ions négatifs est insuffisante dans l'air, puisqu'elle est le plus souvent inférieure à 100 ions/cm^3. Il convient donc d'avoir recours à l'ionisation artificielle pour obtenir une concentration ionique suffisante d'environ 1 200 ions négatifs/cm^3, afin d'annuler les effets pervers des ions positifs et de retrouver une sensation de bien-être.

A) QU'EST CE QU'UN IONISEUR ?

L'enrichissement de l'air que nous respirons en ions négatifs peut se faire grâce à des appareils d'aéro-ionisation, générateurs d'ions négatifs appelés plus simplement « ioniseurs ». Il existe 3 façons de produire des ions négatifs :

1) Les ioniseurs à isotopes radioactifs

L'appareil contient un corps radioactif comme le tritium ou le polonium, dont le rayonnement alpha produit des ions. Les ions positifs sont attirés par un champ électrique qui laisse passer seulement les ions négatifs qui sont envoyés dans l'air. Mais pour ne pas prendre le risque d'une fuite radioactive, la puissance des appareils est limitée à 50 microCuries. Aussi la concentration ionique à la sortie de l'ioniseur n'est que d'un milliard d'ions/cm^3, ce qui s'avère insuffisant pour une grande pièce.

2) Les ioniseurs à « Effet Lenard »

Un compresseur fait barboter de l'air dans un liquide, mais les ions ainsi produits, sont fixés à des gouttelettes d'eau. Ce procédé n'est donc pas adapté à l'ionisation d'ambiance d'un local, mais trouve cependant une application médicale avec les aérosols indiqués comme traitement des affections du nez, des sinus et des poumons.

3) Les ioniseurs « à effet de pointe »

Cette troisième technique est de loin la plus répandue et c'est notamment celle utilisée pour les appareils français. On l'appelle encore « Effet Corona ».

Ces ioniseurs sont composés d'un transformateur, abaisseur de tension du courant alternatif, suivi d'un bloc redresseur et d'un élévateur de tension qui fournit la très haute tension qui alimente les conducteurs en forme de pointes. Ces pointes en ferro-nickel émettent un flux d'électrons en direction d'une grille réceptrice. Ce flux va ioniser les molécules de l'air qu'il rencontre et notamment les molécules d'oxygène avides d'électrons.

SCHÉMA D'UN IONISEUR

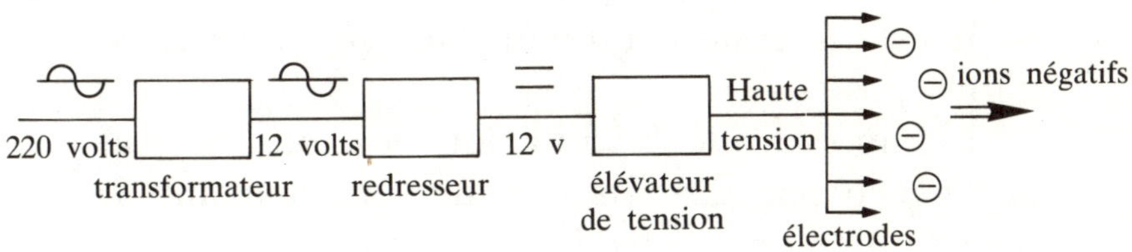

B) COMMENT CHOISIR UN IONISEUR ?

Afin de ne pas faire à la va-vite un mauvais achat, il faut connaître les impératifs techniques auquel doit répondre un ioniseur.

1) Le problème de la puissance

Il n'y a aucun inconvénient à ce qu'un ioniseur produise une quantité importante d'ions négatifs.

La difficulté consiste au contraire à obtenir une concentration ionique suffisante.

En effet, à leur sortie, les ions négatifs sont très vite détruits par recombinaison avec des charges positives ou par adsorption sur des grains de poussière, des particules de fumée ou diverses surfaces.

Pour obtenir une concentration suffisante d'ions négatifs :

— il faut que l'ioniseur produise une énorme quantité d'ions négatifs par seconde : plusieurs milliers de milliards par cm^3.
— il est nécessaire qu'il n'y ait pas formation d'ions positifs
— il importe que la diffusion des ions ne soit pas gênée par des fils conducteurs pouvant se transformer en électrodes capteuses d'ions.
— il faut favoriser cette diffusion par la création d'un champ électrique judicieusement calculé pour ne pas avoir d'effets biologiques indésirables.

Le nombre d'ions produits à la sortie de l'appareil est important à connaître lors des traitements par inhalation. Dans ce mode d'utilisation, il faut pouvoir doser la quantité d'ions à absorber : le traitement d'une insomnie par exemple ne nécessite que 5 000 milliards d'ions négatifs/sec, par contre soigner une brûlure requiert 23 000 milliard d'ions. Les ioniseurs sérieux sont donc munis d'un réglage électronique de la quantité d'ions émise. On affiche la valeur souhaitée en fonction de la pathologie à traiter et de la sensibilité individuelle du patient.

Par contre en ionisation d'ambiance, il faut certes au départ de l'ioniseur un nombre d'ions considérable, mais le seul nombre important est celui de la concentration ionique à distance de l'appareil, par exemple à 1 mètre. Pour obtenir une diffusion correcte, suffisamment loin de l'ioniseur dans un local, une ventilation doit être assurée pour que les ions se répartissent dans toute la pièce. Le ventilateur doit pouvoir être commandé indépendamment de la production d'ions. Il devra être parfaitement silencieux pour que son ronronnement ne soit pas gênant, notamment si l'ioniseur reste branché la nuit pendant le sommeil.

Les appareils sans ventilation sont peu onéreux, mais ne peuvent assurer une diffusion correcte des ions à distance des pointes dans un local (par contre ils sont suffisants dans une voiture). La présence d'un ventilateur entraîne une consommation électrique minime d'environ 30 watts par heure (soit une dépense d'environ 40 centimes par jour) et nécessite un matériel très performant en ce qui concerne l'insonorisation, ce qui augmente le coût de l'ioniseur (3 000 à 5 500 francs environ en 1989). De tels appareils permettent la purification de 50 à 200 m^3 d'air par heure en le débarassant de ses poussières, du pollen, de la fumée de tabac et des mauvaises odeurs.

Mais de même que pour éclairer une grande salle, on n'utilisera pas une forte lampe unique, mais de multiples lustres ou appliques, pour ioniser un vaste local, il n'est pas recommandé de s'équiper d'un unique appareil, fut-il très puissant ; car les personnes éloignées de cette seule source ne bénéficieraient pas d'une densité ionique suffisante. Il est donc préférable, pour les grands volumes, d'utiliser plusieurs ioniseurs de puissance normale. Cette puissance dépend en fait de 4 facteurs :

— la tension électrique obtenue à l'extrémité des pointes
— le nombre de pointes
— le mode de disposition des pointes
— le montage du circuit électrique de l'appareil.

2) Le problème de l'ozone

La fabrication des ions s'accompagne d'une production de gaz tels l'oxyde d'azote et l'ozone qui peuvent être dangereux et qu'il convient donc d'éliminer.

Heureusement le bioxyde d'azote et le peroxyde d'azote sont en grande partie détruits par les ions négatifs : aussi on en retrouve plus à l'entrée de l'appareil qu'à sa sortie et sur un ioniseur de bonne qualité leur taux reste très inférieur au seuil de toxicité.

C'est l'étincelle électrique produite par l'ioniseur qui provoque la formation d'ozone, molécule de trois atomes d'oxygène (O_3). Cette forme chimique instable réagit dès qu'elle est en présence d'un corps oxydable en libérant de l'oxygène sous forme atomique, qui constitue un redoutable oxydant pour les tissus humains. En atmosphère libre, cette production est faible et l'ozone se disperse, mais dans une pièce, sa concentration doit être impérativement limitée à un taux extrêmement faible. En France, la législation n'a fixé aucun chiffre, comme taux maximal autorisé. Aux Etats-Unis, il est de 0,1 partie par million (0,1 ppm), soit 0,1 cm^3 d'ozone pour 1 million de cm^3 d'air. Les ioniseurs en vente dans notre pays sont toujours au-dessous de ces normes, puisque les traces d'ozone y sont inférieures à 0,05 ppm. Pour limiter la production d'ozone, les ioniseurs doivent avoir des pointes spécialement traitées et la tension qui leur est appliquée doit être inférieure à 4 000 volts.

3) Le problème du filtrage

L'air qui pénètre dans l'ioniseur doit être filtré afin d'empêcher l'ionisation de grosses particules. C'est pourquoi les appareils sont équipés le plus souvent d'un filtre électro-statique qu'il faut nettoyer soi-même régulièrement pour garder à l'ioniseur son rendement optimal.

C) CARACTÉRISTIQUES D'UN BON IONISEUR

En fin de compte, la fiche signalétique correcte et complète d'un ioniseur devrait être la suivante :

— Principe : Effet de pointe ou Effet Corona
— Alimentation : 220 volts
— Consommation : 3 watts/h sans ventilateur
30 watts/h avec ventilateur (soit 40 centimes/jour)
— Ventilateur silencieux, à commande indépendante à 2 vitesses
— Capacité d'épuration de l'air :
• 30 m³/h en vitesse lente
• 80 m³/h en vitesse rapide
— Débit d'ions : 4 réglages 5 000, 7 000, 8 500 et 10 000 milliards d'ions négatifs/cm³/sec.
— Densité ionique : 250 000 ions à 1 mètre
50 000 ions à 2 mètres
4 000 ions à 4 mètres
— Ozone : inférieur à 0,01 ppm
— Péroxyde d'azote : indétectable

— Applications :
  - en ionisation d'ambiance pour une pièce de 25 m^2
  - en inhalation pour toutes indications médicales
— Sécurité électrique : conforme aux règles de la C.E.E.
— Poids : 500 g environ
— Dimensions : 20 × 10 × 35 cm
— Entretien : nettoyage régulier des pointes et du filtre
— Garantie : 1 an.

D) COMMENT UTILISER SON IONISEUR ?

1) L'inhalation

Cette modalité est utilisée pour le traitement des maladies. Dans l'idéal, il faudrait réunir les conditions suivantes : une pièce non enfumée, la plus dépoussiérée possible, à 18° et dont l'hygrométrie est à 60 %.

L'appareil est placé sur une table, à au moins 50 cm d'un mur, rehaussé par de gros livres, pour être mis à la hauteur du visage, les orifices de sortie des ions étant situés à 10 cm du visage du malade. On respire normalement, mais toutes les minutes, faire 2 inspirations profondes, l'une par le nez, l'autre par la bouche. Ce mode d'utilisation intensif est du ressort d'un médecin formé à ces techniques. Il est souhaitable que les premières séances soient effectuées au cabinet médical, pour choisir la concentration ionique nécessaire et déterminer le temps d'exposition. Comme pour toute ionisation, il n'y a aucune contre-indication à ce type de traitement, mais ce mode d'inhalation rapprochée peut favoriser deux effets secondaires bénins : soit un léger picotement des yeux, soit une aggravation passagère des troubles. Dans les deux cas, on interrompra le traitement pendant 2 jours, pour le reprendre ensuite en réduisant le temps des séances, pour les réaugmenter enfin très progressivement. En aucun cas ces incidents mineurs ne doivent faire interrompre définitivement le traitement. Nous verrons dans un prochain chapitre toutes les indications médicales de cette ionothérapie.

2) L'ionisation d'ambiance

L'utilisation selon cette modalité, même de façon permanente ne connaît aucune restriction. On peut s'en servir dans les affections chroniques ou en traitement d'entretien après l'amélioration du trouble aigü. Mais on l'utilisera surtout pour augmenter la concentration ionique potentiellement trop faible dans un environnement particulier, assurant ainsi la permanence d'une atmosphère salubre garante d'une meilleure vitalité pour ses occupants.

3) L'application sur la peau

L'ioniseur est placé à 10 cm de la peau, au-dessus de la région malade ou de la zone réflexe à stimuler. On se servira de cette modalité dans les maladies de peau, dans les douleurs rhumatismales et en cas de migraines.

E) OÙ UTILISER SON IONISEUR ?

Comme nous séjournons rarement dans un environnement où l'air est pur, les divers endroits où nous vivons peuvent être enrichis en ions négatifs. C'est le cas notamment comme nous l'avons vu : du lieu d'habitation, de l'école, du lieu de travail, des locaux publics (salles de spectacle, hôpitaux) et de l'automobile.

F) ACTION DE L'IONISATION ARTIFICIELLE

Les détracteurs de l'ionisation pourraient être tentés de dire que les résultats obtenus chez l'homme sont dûs à l'effet « placebo » ; c'est-à-dire que le sujet bien suggestionné est convaincu à l'avance du bien fondé de la méthode, se persuade qu'il va être amélioré et obtient ainsi le résultat escompté. Son opinion finale n'a alors aucun critère d'objectivité. Mais heureusement, de nombreuses observations chez l'homme ont été effectuées « en double aveugle », c'est-à-dire que ni le malade, ni le médecin observateur ne savent si les ioniseurs sont branchés ou non lors des expérimentations. Par ailleurs de très nombreuses études ont été effectuées sur des plantes, des microbes ou des rats que l'on peut difficilement taxer de partialité et qu'il semble peu facile d'impressionner ou de suggestionner...

1) Action de l'ionisation sur les poussières

Son efficacité repose sur le phénomène électrostatique. En effet les ions de l'air sont capables de fixer les corpuscules solides ou liquides par adsorption. Au lieu de rester en suspension dans l'air, les poussières électrisées ont tendance à se déposer.

Dans un air enrichi en ions, au bout de 6 heures, on a une disparition à 100 % des grosses particules de taille supérieure à 10 micromètres.

En ce qui concerne la sédimentation des particules de fumée de cigarettes, dont la taille varie entre 0,3 et 0,5 micromètres, on constate qu'au bout de 6 heures, elles ont disparu à 94 % avec l'ionisation, alors qu'il n'y a que 17 % de sédimentation spontanée en l'absence d'ionisation. Ces résultats sont obtenus avec un appareil puissant fournissant 23 000 milliards d'ions/cm^3 et disposant d'une forte ventilation.

2) Action de l'ionisation sur les germes

KELLLOG a étudié le pourcentage de survie de staphylocoques dorés, germes le plus souvent en cause dans les infections cutanées, en les gardant dans un flacon de 40 ml à une concentration de 1 million de microbes par ml. Au bout de 5 heures, en air non ionisé, la colonie de germes s'est légèrement développée ; en revanche quand l'air est ionisé négativement, les germes au bout de la même période ont entièrement disparu comme en témoignent les chiffres du tableau 8.

Tableau 8

EFFETS DE L'IONISATION SUR UNE CULTURE DE STAPHYLOCOQUES

	0	1 heure	2 heures	3 heures	4 heures	5 heures
air non ionisé	100	123	115	112	111	105
air ionisé	100	116	72	29	2,5	0

PHILIPS soumet un aérosol de germes, dans une chambre de 365 litres contenant 10 millions de germes par ml à une ionisation de 900 000 ions négatifs/sec/cm^3. En douze minutes, il constate que 95 % des germes ont été détruits (tableau 9).

Tableau 9

EFFETS DES IONS NÉGATIFS SUR UN AÉROSOL DE GERMES

	4 mn	8 mn	12 mn
air non ionisé	269	122	42
air ionisé	63	5	0,6

ESTULA fait en 1979 une expérience intéressante sur la transmission d'un virus entre poulets. Il élève des animaux dans des cages situées dans une pièce alimentée par un système d'air conditionné commun. Il inocule une partie des volatiles en déposant directement dans leur trachée 0,3 ml d'une solution contenant 100 millions de virus Newcastle par ml.

En air normal, les animaux inoculés meurent et 75 % des animaux élevés avec eux sont contaminés et meurent aussi. Si l'air est enrichi en ions négatifs, tous les poulets inoculés meurent quand même, mais leurs congénères élevés dans la même cage ou dans les cages voisines alimentées par l'air conditionné général, survivent tous. L'ionisation négative évite donc la propagation aérienne des maladies infectieuses. On voit tout l'intérêt que l'on peut tirer de cette constatation dans un hôpital, dans une tour de La Défense, dans une école ou dans une crèche.

3) Action de l'ionisation sur les plantes

ELKIEY a montré que l'orge cultivée dans un air enrichi par 400 000 ions négatifs/cm^3 a une croissance augmentée de 15 % et son poids sec est majoré de 18 %. Le métabolisme (c'est-à-dire les échanges biologiques) est augmenté de 20 %, grâce à une meilleure synthèse du cytochrome C et d'autres enzymes contenant du fer. De plus la plus grande consommation d'oxygène favorise la photosynthèse (cf. tableau 10).

Tableau 10

EFFETS DE L'IONISATION SUR LA PHOTOSYNTHÈSE D'UNE PLANTE (en µl/2 cm²/3 h)

	5e jour	10e jour	15e jour
air non ionisé	116	155	295
air ionisé	136	196	401

Par ailleurs, élevées en air enrichi en ions négatifs, les plantes, outre une croissance plus rapide, sont exemptes de parasites et notamment de pucerons dès le deuxième jour de traitement.

4) Action de l'ionisation sur les cultures de tissus

LATMAR et BHARTENDU ont testé chacun l'action des ions négatifs sur des cellules de foie isolées. Leurs conclusions se rejoignent : il y a une majoration de la consommation d'oxygène par les cellules hépatiques. Cette augmentation est de 16 % en présence de 1000 ions/cm^3 et de 38 % s'il y a 100 000 ions /cm^3.

WARDEN montra que des cellules de cœur humain exposées quatorze jours à des atmosphères ionisées puis mises quatorze jours en air normal avaient un comportement différent selon la polarité des ions reçus. Si elles avaient été mises au départ dans un air enrichi en ions positifs, leur croissance était ralentie et leur taux de prolifération diminué. Par contre si elles avaient été placées en ionisation négative leur croissance était normale.

5) Action de l'ionisation sur les insectes

On a pu remarquer que si l'on effectue la culture du ver à soie en air ionisé négativement, on note :

— une nette augmentation du taux de croissance des larves,
— une majoration de la synthèse de nombreux enzymes indispensables au métabolisme,
— un début plus précoce du filage du cocon,
— un cocon aux couches de soie plus épaisses et de poids plus important.

6) Action de l'ionisation sur les oiseaux

Elevés dans un air enrichi en ions négatifs, les animaux sont protégés des infections et ont une meilleure croissance. Au bout de 5 semaines, des dindons ont un poids de + 5 % pour une consommation de nourriture inférieure de 4 %. Au bout de 35 jours, des poulets ont un poids supérieur de 5 %, pour une consommation alimentaire diminuée de 8 %.

Ces expériences si elles étaient connues des éleveurs, devraient leur permettre d'améliorer leur production en se passant d'antibiotiques et d'hormones...

7) Action de l'ionisation sur les mammifères

De nombreuses expériences ont été faites en laboratoire pour tester l'effet des ions négatifs sur les souris, les rats, ou les lapins. Nous y reviendrons en détail dans les chapitres suivants quand nous aborderons les possibilités de l'ionisation sur le plan comportemental et dans le traitement des maladies. Citons d'emblée quelques études tout à fait instructives :

— BONNEVIE réalisa 3 cages pour des souris : la 1re contenait de l'air ambiant, la 2e était ionisée positivement et la 3e était enrichie en ions négatifs. Lorsque les souris furent lâchées, elles se répartirent à leur gré. La deuxième cage, ionisée positivement resta vide, quelques souris allèrent dans la première cage, mais la majorité des animaux vint s'agglutiner dans la troisième cage enrichie en ions négatifs. L'animal sait donc naturellement trouver l'atmosphère la plus saine, où son instinct le pousse à vivre, parce qu'il s'y sent mieux.

— NORDEN observe quant à lui que les lapins ayant subi un choc à la suite d'une hémorragie importante, mettent deux fois moins de temps à récupérer et en 3 heures leurs paramètres biologiques se normalisent.

— De nombreux éleveurs ont vérifié l'intérêt de l'ionisation négative sur les animaux dont ils avaient la charge. Outre une moindre mortalité, notamment par protection des maladies infectieuses et diminution du stress, les animaux ont une croissance plus importante : en 26 jours des lapins ont une prise de poids majorée de 20 % et des porcs ont en 14 jours un poids supérieur de 23 % s'ils ont l'air enrichi en ions négatifs.

Dans un lot de veaux, les animaux ionisés ont une prise de poids de + 19 kg et sont plus calmes, par rapport au lot témoin. Ces modifications de l'humeur sont liées à une baisse de taux de sérotonine de 20 %.

Toutes ces études montrent bien que l'action de l'ionisation négative n'est pas une vue de l'esprit ; elle est bien réelle et scientifiquement prouvée. Elles soulignent d'autre part qu'il y a souvent un effet contraire des ions positifs et des ions négatifs ; dans un cas il y a détérioration, dans l'autre il y a amélioration. Enfin on s'aperçoit que les ions négatifs normalisent aussi bien les fonctions biologiques que les troubles psychiques.

8) L'homme « perçoit-il » les ions ?

Plusieurs expériences permettent de répondre à cette question :

— MAC GURK mit dans une pièce des volontaires qui ignoraient la qualité de l'air respiré, qui était tour à tour enrichi en ions positifs, en ions négatifs ou était normal. Il leur demanda de déterminer l'existence ou non des ions et de décrire leurs sensations. Les résultats sont consignés dans les tableaux 11 et 12 ci-dessous :

Statistiquement on peut conclure que les sujets sont capables de reconnaître les trois situations et ont des réactions différentes dans les trois cas de figure. En revanche, il y a une grande varia-

Tableau 11

PERCEPTION DES IONS

Conditions réelles pendant 5 heures	Pensent qu'il y a des ions	Pensent qu'il n'y a pas ions	Ne savent pas s'il y a des ions
8 000 ions négatifs/cm³	61 %	23 %	16 %
8 000 ions positifs/cm³	18 %	59 %	23 %
air normal	41 %	33 %	26 %

Tableau 12

SENSATION GÉNÉRALE SOUS L'EFFET DES IONS

	Se sentent bien	Se sentent mal	Ne se sentent ni bien ni mal
8 000 ions négatifs	48 %	32 %	20 %
8 000 ions positifs	0	80 %	20 %
air normal	7 %	47 %	46 %

bilité de perception de ces phénomènes d'un individu à l'autre.

— Une autre expérience eut pour cadre une salle souterraine située à sept mètres sous terre.

Si on charge l'air en ions positifs, les individus présents accusent rapidement une sensation d'inconfort et de gêne respiratoire. Si, après avoir éliminé les ions positifs par ventilation, on charge l'espace négativement, les sujets ont une respiration plus ample et se sentent euphoriques.

— Dans une autre étude on expérimenta les effets d'une inhalation de 32 000 ions/cm^3 émis à 10 centimètres du nez de volontaires pendant 20 minutes. Ceux qui étaient exposés aux ions positifs constatèrent l'apparition d'un déssèchement de la gorge, d'une raucité de la voix, de maux de tête et d'une baisse de la capacité respiratoire de 30 %. Ceux qui respirèrent des ions négatifs ne se plaignirent d'aucun trouble, tout au plus un léger picotement des yeux au début, mais rapidement suivi d'un intense bien-être.

— HONSELLE en 1930 notait qu'un de ses collègues de laboratoire avait des sauts d'humeur qui coïncidaient avec le changement de polarité d'un générateur électrostatique avec lequel il faisait des recherches. Il remarque que lorsque la polarité était positive, il était fatigué et irritable ; lorsqu'elle était négative, il était en pleine forme et euphorique.

Nous irons au-delà de ces signes subjectifs de perception des ions, dans les prochains chapitres où nous aborderons d'une manière plus détaillée l'effet des ions sur les maladies et chez l'homme sain à travers les nombreuses études qui leur ont été consacrées.

Parmi ces multiples publications, certaines conclusions peuvent parfois apparaître contradictoires, car il faut admettre que de multiples facteurs interviennent et peuvent modifier les résultats. Dans tous les cas, il faut tenir compte :

— de la qualité des ions émis par l'appareil,
— du nombre réel d'ions respirés à distance par le sujet,
— de la durée et de la fréquence des séances,
— de l'humidité ambiante,
— de l'empoussièrement du local,
— du champ électrique local,
— de la radioactivité du lieu,
— de l'état électrostatique du sujet (qui peut être modifié par la transpiration et par son mode d'habillement).

L'équilibre du système nerveux autonome (sympathique et parasympathique) conditionne aussi la sensibilité aux changements de l'ionisation ambiante et l'importance de la réaction sérotoninergique.

Dans un certain nombre de publications, il apparaît que beaucoup de ces paramètres n'ont pas été pris en compte dans l'expérimentation, ce qui rend difficile la comparaison de deux études dont le but est identique, mais dont les résultats sont parfois divergents.

CHAPITRE IV

PLACE DE L'IONISATION NÉGATIVE DANS LE TRAITEMENT DES MALADIES

L'ionisation négative n'est pas une panacée et ne prétend pas tout résoudre. S'il est exact qu'elle est capable à elle seule de supprimer les troubles liés à la pollution de l'air, aux changements météorologiques et à la climatisation, par contre dans de nombreuses situations pathologiques, elle n'est qu'un traitement d'appoint possible parmi un éventail de thérapeutiques.

Dans les maladies organiques graves, elle ne se substitue pas au traitement spécifique, mais elle en renforce l'effet en rétablissant un équilibre biologique normal, ce qui améliore le terrain sur lequel tout autre traitement agit alors au mieux.

Dans la pathologie fonctionnelle, le choix du traitement dépend à quel stade de réaction se trouve l'organisme. Reprenant l'excellente approche du Dr MAMO, disons qu'en cas de stress notre organisme répond en quatre phases :

— Dans une première étape : notre corps a tout en lui pour réagir et se débrouille tout seul, il n'a besoin d'aucune aide extérieure.

— Dans une deuxième étape : les moyens de défense ont perdu de leur vitalité, ils ont besoin d'être renforcés ; c'est à ce stade que doivent intervenir les techniques de biostimulation que sont l'ionisation négative, l'acupuncture, l'homéopathie et les oligo-éléments. On parle de « biostimulation », car on stimule, on réharmonise des fonctions vitales pour qu'elles fonctionnent à nouveau « à plein régime ». Avant cette étape, l'ionisation est inutile, après elle est inefficace.

— Car dans la troisième étape où l'organisme n'est plus capable d'assumer son rôle, il faut se substituer à lui, il est donc nécessaire de renforcer sa fonction défaillante. C'est alors la place de l'allopathie qui n'agit pas dans le sens de l'organisme, mais contre quelque chose : on prescrit des antibiotiques, des antitussifs, des anti-inflammatoires ou des médicaments de substitution comme l'insuline, les oestrogènes ou la cortisone.

— Dans la quatrième étape, un organe est non seulement inefficace, mais peut devenir dangereux. C'est le stade de la chirurgie qui enlève les tissus abîmés.

On comprend mieux ainsi dans quelle perspective il faut intégrer l'ionisation. Elle a pour effet de stimuler le fonctionnement de l'organisme et notamment de ses systèmes de défense et de régulation, quand il leur reste encore une certaine vitalité qui leur permet de réagir. A un stade plus avancé, on ne peut plus rien demander à un corps épuisé... Il est toujours possible de cravacher un cheval fourbu, mais il n'avancera pas plus vite pour autant !

En fait, dans la pratique, ces stades ne sont pas aussi tranchés, il existe un chevauchement entre ces étapes ; la limite entre le fonctionnel et le lésionnel est floue, et l'association de divers traitements est possible. L'art du médecin est de savoir ne pas prescrire un médicament quand il est trop tôt pour y avoir recours ; mais par ailleurs il doit savoir que l'ionisation seule risque de ne plus être assez efficace quand il est trop tard pour la pratiquer car la maladie est déjà à un stade trop évolué. Mais la thérapeutique par les ions et un traitement médicamenteux peuvent parfois très bien coexister, les ions favorisant l'action du remède ou prenant le relais après la phase aiguë, comme traitement d'entretien.

Il n'y a pas des « médecines différentes », il n'y a qu'une seule Médecine et les cas complexes ou résistants nécessitent d'avoir de nombreuses cordes à son arc. L'ionisation et le médicament ne s'opposent pas, ils ont chacun leur place et se complètent, d'autant que la réaction du malade à un traitement est éminement variable en fonction de sa sensibilité individuelle. Chacun a sa propre personnalité avec une réponse originale qui doit toujours être considérée avec attention. Un être humain ne doit pas être réduit à un numéro de lit ou à un dossier, il faut l'appréhender dans toute la richesse de son expression qui le rend unique !

Avant d'envisager les divers secteurs de la pathologie où peut s'appliquer l'ionisation négative, voyons quels sont ses effets sur les paramètres biologiques qui sont autant de « voyants de contrôle » qui servent aussi bien à vérifier que l'organisme fonctionne correctement, qu'à détecter des anomalies, premiers signes annonciateurs de maladie.

A) ACTION DE L'IONISATION NÉGATIVE SUR LE SANG

1) L'acidité

Au bout de 15 minutes d'ionisation négative, on remarque que le pH sanguin augmente, c'est-à-dire que le sang devient moins acide. Cette alcalose persiste un quart d'heure, puis diminue. On peut ainsi en déduire que les ions peuvent constituer un traitement adjuvant des acidoses.

2) Les vitamines

Des travaux japonais démontrent une action favorable sur le métabolisme des vitamines B, PP et surtout C.

3) La glycémie

Des études menées chez la souris pendant 1 à 2 ans, montrent que l'ionisation d'ambiance au long cours, effectuée avec 2 000 ions/cm^3, fait baisser le taux de glucose sanguin d'environ 8 %, de manière statistiquement significative.

Chez l'homme, une courbe d'hyperglycémie provoquée perturbée (état prédiabétique) se normalise après ionisation négative dans 50 % des cas.

4) Le cholestérol

DELEANU entreprit d'augmenter la ration de lapins en cholestérol pendant 90 jours. On remarque (cf. tableau 13) la nette diminution du cholestérol et des lipides sous l'influence d'un air enrichi en ions négatifs à raison de 10 000 ions/cm^3.

KELLOG a confirmé ces conclusions avec une ionisation d'ambiance de 200 000 ions/cm^3 poursuivie pendant un an.

Tableau 13

EFFETS DE L'IONISATION NÉGATIVE SUR LE CHOLESTEROL SANGUIN

	cholestérol/100 ml	lipides totaux/100 ml
témoins	554	1 467
ions négatifs	355	993

B) ACTION DE L'IONISATION SUR LES GLANDES ENDOCRINES

1) L'Hypothalamus

C'est en quelque sorte le « patron » des glandes endocrines. Il secrète des substances (les « releasing factors ») qui déclenchent les sécrétions hormonales de l'hypophyse. Au bout de quatre semaines d'ionisation négative, on peut constater que l'hypothalamus est le siège d'une intense activité sécrétoire. Inversement les ions positifs freinent son fonctionnement, ce qui diminue les messages envoyés à l'hypophyse.

2) L'hypophyse

On remarque que les ions négatifs stimulent l'activité de l'hypophyse, au point que ses sécrétions endocrines sont multipliées par cinq. Par contre en quarante jours d'ionisation positive les réserves hormonales de la glande s'épuisent et ne se renouvellent pas.

3) Les glandes surrénales

Sous l'influence des ions négatifs, leur poids augmente. L'ionisation négative majore la sécrétion des gluco-corticoïdes, c'est-à-dire du cortisol, dont l'action est proche de celle de la cortisone qui lutte contre les allergies, les rhumatismes, la fatigue et le stress.

Inversement, les ions positifs augmenteraient la sécrétion des minéralo-corticoïdes et diminueraient celle des gluco-corticoïdes.

4) La thyroïde

Les ions négatifs stimulent l'activité de cette glande ; l'ionisation est donc peu recommandée aux sujets hyperthyroïdiens.

5) Les ovaires

Après vingt-cinq jours de traitement avec 10 000 ions négatifs/cm^3, l'activité des ovaires est stimulée avec une facilitation de l'ovulation et une régularisation du cycle menstruel. C'est dire tout l'intérêt que l'on peut attendre de l'ionisation négative chez les femmes ayant des troubles des règles ou souffrant d'une stérilité par troubles de l'ovulation.

Chez la femme allaitant, il a été démontré que la sécrétion lactée est augmentée de 25 %.

Une concentration importante d'ions positifs entraîne en revanche des troubles de l'ovulation et rend les règles irrégulières et douloureuses.

6) Les testicules

Après quatre jours de traitement par les ions négatifs, on note chez le taureau une augmentation de l'activité testiculaire et une amélioration de la qualité du sperme. Là encore, ces constatations peuvent avoir une application pratique intéressante, car un tiers des stérilités des couples est dû à des anomalies du sperme chez l'homme.

C) ACTION DE L'IONISATION SUR L'OBÉSITÉ

On a vu que les animaux d'élevage avaient une prise de poids plus importante s'ils respiraient des ions négatifs. Mais ce qui est intéressant chez un porc, n'est guère souhaitable chez l'homme... Des travaux ont montré qu'un certain nombre de boulimiques, d'alcooliques et de sujets qui rafolent des sucreries ont généralement un déficit en sérotonine. On pourrait donc penser que l'ionisation négative est plutôt nocive aux obèses. Au milieu de tant de bienfaits des ions négatifs, ce serait une déception de taille ! Mais il faut nuancer ces constatations : seuls certains sujets ont ce déficit en sérotonine et là encore, comme dans la vulnérabilité aux vents chauds, les sensibilités individuelles sont très variables et il ne faut pas faire de généralisation hâtive.

De plus, nombre de gens trop gros sont des anxieux qui grignottent par pur plaisir, ils se jettent sur la nourriture pour compenser des frustrations dont ils souffrent dans d'autres domaines et notamment sur le plan affectif. L'ionisation négative luttant contre le stress et ayant un effet calmant certain, elle peut indirectement aider ces compulsifs à se « sentir mieux dans leur peau » et donc à renoncer à leurs conduites boulimiques.

Par ailleurs ceux ou celles qui n'urinent pas assez ou « font de la rétention d'eau », seront heureux d'apprendre que les ions négatifs augmentent le volume des urines de 10 %. Mais cet effet peut s'accompagner à la longue d'une fuite de potassium qu'il faudra compenser par ailleurs. Cette augmentation de la diurèse ne s'accompagne pas pour autant d'une soif accrue.

D) ACTION DE L'IONISATION SUR LES MALADIES DIGESTIVES

En matière de pathologie digestive, la participation du psychisme est évidente mais mal acceptée ! Elle est évidente, car même au niveau de l'inconscient populaire, on retrouve formulé dans de nombreuses expressions courantes, le retentissement du stress au niveau digestif. Ne dit-on pas :

— « Ça m'a fait mal au cœur »
— « Je n'ai pas pu digérer cet affront »
— « Ça m'est resté sur l'estomac »
— « Cela m'a fait mal au ventre »
— « Cela m'a pris aux tripes »...

Expérimentalement, on a par ailleurs montré qu'après des chocs affectifs apparaissaient des troubles de la motricité digestive, une fragilisation de la muqueuse et des modifications des sécrétions acides.

Cette influence prépondérante du psychisme est mal acceptée, d'une part par le médecin, plus habitué à se battre avec l'organique qu'avec le fonctionnel et d'autre part par le patient qui a toujours peur d'être catalogué parmi les « malades imaginaires ». Pourtant tout être humain est plus ou moins en proie à des situations conflictuelles. Certains les résoudront ou les intégreront. D'autres sont incapables de les surmonter. Cette absence de solution va les conduire vers une somatisation où un organe devient la cible privilégiée du conflit.

Dans ces troubles psychosomatiques, d'un côté, l'instinct combatif et l'agressivité sont sous la dominante du système nerveux sympathique et de l'autre, la soumission et la recherche de protection sont régies par le système nerveux parasympathique. L'échec d'une protection aboutira à des troubles digestifs, le patient exprime ainsi ses désirs insatisfaits et ses conflits personnels profonds.

— Dans les ulcères gastro-duodénaux :

Le sujet est « rongé » par ses conflits et ses frustrations, tant et si bien qu'il ulcère sa muqueuse fragilisée par les spasmes vasculaires liés au stress.

On a constaté que les chutes de pression barométrique supérieures à 8 millibars (qui s'accompagnent d'une augmentation des ions positifs nocifs) favorisent l'apparition d'ulcères et d'hémorragies digestives. La sérotonine en excès augmente les sécrétions acides. A contrario, les ions négatifs ont un effet favorable en diminuant le taux de sérotonine et en fluidifiant le sang, ce qui évite la nécrose de la muqueuse par thrombose de petits vaisseaux qui irriguent la paroi de l'estomac.

Si on cherche à créer un ulcère d'estomac expérimental chez des rats en les privant de nourriture, on obtient 93 % d'ulcères chez les animaux témoins, par contre, les rats traités par trois jours d'ionisation négative (15 000 ions/cm^3) ne développent un ulcère que dans 59 % des cas et leurs lésions sont moins étendues.

Si on crée cette fois, un ulcère par injection de réserpine, on a 83 % d'ulcères chez les rats témoins et 45 % chez les rats traités par 15 000 ions négatifs/cm^3, soit presque deux fois moins.

Chez l'homme, DELEANU traite les ulcères gastro-duodénaux par une séance quotidienne de 15 à 45 minutes pendant 15 jours avec 10 000 ions négatifs/cm^3. Il obtient 57 % de guérisons durables avec disparition des crises douloureuses, 33 % d'améliorations et seulement 10 % d'échecs.

— Dans les colites spasmodiques :

On a une perturbation du système nerveux parasympathique avec une sensibilité exagérée de la paroi intestinale qui aboutissent à des troubles de la motricité du colon pendant les périodes d'éveil et particulièrement en cas de stress. L'action relaxante de l'ionisation négative et son effet régulateur sur le système nerveux végétatif, permettent là encore d'obtenir une suppression des signes fonctionnels digestifs.

E) ACTION DE L'IONISATION SUR LES MALADIES CARDIO-VASCULAIRES

1) Les anomalies de la tension artérielle

En régularisant les sécrétions de la glande surrénale, en ayant une action sur le système nerveux végétatif (sympathique et parasympathique) et en réduisant les effets du stress, l'ionisation négative est dans de nombreux cas particulièrement indiquée.

a) Dans l'hypertension artérielle (HTA)

Quand l'HTA n'est pas trop évoluée, elle n'est pas permanente, on parle d'HTA labile qui est sensible aux techniques de biostimulation comme l'ont montré les études portant sur le yoga, la relaxation ou l'ionisation négative.

Avec les ions négatifs :
— Chez des adolescents de 13 à 18 ans, on a pu constater après 3 semaines de traitement que la tension maximale avait baissé de 147 ± 10 mm de mercure à 129 ± 9 et la tension minimale de 88 ± 9 à 80 ± 7 mm de mercure. Dans tous les cas, l'effet persiste au moins douze semaines après l'arrêt du traitement.
— Chez des étudiants de 20 à 24 ans une autre étude confirme l'efficacité de l'ionisation négative : la maxima passe de 165 ± 10 à 126 ± 8 mm

de mercure, tandis que la minima baisse de 101 ± 8 à 80 ± 10 mm de mercure.
— Quant à BOULATOV et GAREVITCH, ils obtiennent 80 % de succès dans le traitement de l'HTA, avec disparition des maux de tête, des vertiges et des bourdonnements d'oreille.

b) Dans l'hypotension artérielle

Chez les sujets dont la tension artérielle est trop basse, la maxima augmente de 94 ± 4 à 106 ± 6 et la minima passe de 59 ± 3 à 66 ± 3 mm de mercure. L'amélioration persiste cinq semaines après la fin des trois semaines de traitement.

c) Chez le sujet à tension normale, on constate que l'ionisation n'a aucun effet.

Ces travaux capitaux confirment que les ions négatifs n'agissent pas toujours dans le même sens, ils régularisent et normalisent des fonctions biologiques perturbées.

2) L'insuffisance coronarienne et l'artérite

On sait que les variations de l'ionisation atmosphérique favorisent les accidents cardio-vasculaires notamment dans les périodes d'éruption solaire où les ions positifs sont en excès. Les ions négatifs corrigent donc ces effets pernicieux car :

— ils favorisent la dilatation des vaisseaux,
— ils oxygènent mieux les tissus,
— ils rendent le sang plus fluide,
— ils diminuent le taux de cholestérol et de sucre, facteurs d'athérosclérose,
— ils contrôlent le stress.

Dès la fin du XIXe siècle, OSLER avait remarqué que les maladies coronariennes « avaient une prédilection particulière pour les hommes ambitieux et vivant perpétuellement sous tension. Cette hypothèse a été vérifiée vers 1960 par FRIEDMAN et ROSENMAN, ainsi que par JENKINS qui ont défini des profils comportementaux de type « A » et « B » selon la façon avec laquelle les personnes affrontent les événements de la vie. « Les sujets de type "A" sont engagés dans un combat perpétuel contre leur entourage et font preuve d'ambition, d'agressivité et d'un esprit de compétition exagéré : ils sont essentiellement tournés vers le travail, toujours préoccupés d'échéances et font preuve d'impatience chronique envers leur entourage. »

Les sujets de type « B » à l'opposé, ne présentent pas ce type de caractéristiques et ont deux fois moins de maladie coronarienne que les personnes de type « A ».

On sait, par ailleurs, que les parois artérielles sont chargées négativement. S'il existe une acidose ou un excès de charges positives dans le sang, les vaisseaux perdent leur charge négative, ce qui favorise l'artériosclérose. L'enrichissement du sang en ions négatifs prévient donc l'altération des artères et leur oblitération.

En inhalation les ions négatifs ont une action bénéfique sur les douleurs nocturnes des artérites des membres inférieurs. Mais cet effet est éphémère. Des résultats intéressants et plus durables furent obtenus en pratiquant des injections souscutanées d'oxygène ionisé.

3) Les somatisations cardiaques

Les anxieux, les dépressifs ou les hypochondriaques projettent souvent leurs sensations dans la région cardiaque : ils se plaignent de douleurs thoraciques, de palpitations, d'extrasystoles ou d'oppression thoracique.

L'attitude du malade objective d'emblée des troubles du comportement avec un état d'agitation exagéré ou au contraire une passivité anormale. Ses plaintes sont formulées avec un luxe de détails suspect et une relative incohérence qui fait douter du caractère organique des symptômes. Le bilan cardiologique complet élimine effectivement l'existence d'une pathologie grave ; il s'agit en fait de troubles fonctionnels évoluant dans un contexte d'angoisse, qui réagissent très favorablement aux ions négatifs qui contribuent à rééquilibrer l'état nerveux perturbé.

4) Les migraines

Le Pr SICUTERI a montré qu'il existe chez les migraineux, d'une part une grande sensibilité à la sérotonine au niveau de la musculature lisse des vaisseaux et du tube digestif, d'autre part une chute du taux d'endorphines dans le cerveau.

L'action bénéfique de l'ionisation négative dans la migraine peut s'expliquer par son effet régulateur sur le métabolisme de la sérotonine.

HAWKINS démontre qu'il y a 74 % d'amélioration sur la fréquence et l'intensité des crises migraineuses au bout de sept jours de traitement, et seulement cinq minutes d'inhalation suffisent pour faire cesser une crise...

F) L'IONISATION EN DERMATOLOGIE

La peau est l'une des premières choses que nous percevons chez une personne que nous rencontrons. C'est une « inter-face » qui forme 18 000 cm^2 de frontière ou de zone de contact avec les autres. Les taches colorées de certains animaux ont une signification, de même chez l'homme, la peau « parle », elle est un élément essentiel de notre relation avec autrui, mais aussi avec nous-même, puisqu'elle contribue à former l'image que nous avons de notre propre corps.

Le Pr de GRACIANSKY disait : « La peau est le lieu privilégié du retentissement somatique, des conflits de la vie, c'est un organe essentiel pour l'expression émotionnelle. Etant ce que le malade montre en premier à son entourage, elle est prédisposée de ce fait à l'expression de nombreuses tendances inconscientes que révèle l'exploration du psychisme en profondeur. Inversement, le caractère inesthétique des altérations cutanées explique leur retentissement sur le psychisme du sujet. »

On voit donc l'importance du neuropsychique et du neurovégétatif sur certains mécanismes d'apparition ou d'aggravation des maladies de peau. L'ionisation négative s'adressera :

— d'une part aux dermatoses où la cause est essentiellement psychique, comme certaines rougeurs, la transpiration excessive, les excoriations et certains prurits ;
— d'autre part aux dermatoses dans l'évolution desquelles le psychosomatique prend une certaine part, bien qu'il ne soit pas l'élément déclenchant comme dans l'acné, le prurigo, les eczémas et le psoriasis.

Peu de publications ont été consacrées au traitement des maladies de peau par l'ionisation négative. Personnellement, j'ai obtenu d'excellents résultats sur le psoriasis et l'eczéma en utilisant les ions négatifs en traitement local, l'ioniseur étant placé à 10 cm des lésions. Des améliorations intéressantes ont même été signalées par certains auteurs dans la chute des cheveux.

Par ailleurs les possibilités de l'ionisation négative dans le traitement des brûlures ont été particulièrement étudiées notamment à l'hôpital de Philadelphie où l'on a soigné plus de 200 brûlés pendant dix ans avec cette technique. Au début on effectuait trois séances par jour d'environ trente minutes chacune. Chez 85 % des malades on a pu noter une disparition complète des douleurs après quinze minutes de traitement dès la première séance. Aucun médicament pour calmer les douleurs ne fut utilisé, à quelques rares exceptions près. De plus on a pu constater avec cette thérapeutique :

— un effet asséchant qui se manifeste très rapidement, diminuant ainsi l'exsudation et donc les pertes de liquide,
— qu'il n'y a pas de risque d'infection,
— que la cicatrisation est accélérée,
— que les guérisons sont plus rapides et laissent toujours moins de cicatrices inesthétiques.

G) ACTION DE L'IONISATION EN RHUMATOLOGIE

Hippocrate signalait déjà les rapports entre la météorologie et les maladies, beaucoup plus tard les chercheurs confirmèrent l'existence d'une correspondance entre la chute de la pression barométrique, l'augmentation de l'humidité de l'air et le déclenchement des poussées douloureuses chez les rhumatisants. Ces phénomènes entraînent une augmentation de la sérotonine qui amplifie les sensations douloureuses, aggrave l'inflammation et favorise les œdèmes.

Les ions négatifs agissent favorablement en faisant baisser le taux de sérotonine et en stimulant la sécrétion de cortisol (molécule proche de la cortisone dont on connaît l'efficacité sur les douleurs et l'inflammation).

En 1940, avant que ne soit connue la pénicilline, le rhumatisme articulaire aigu était traité en URSS par 25 séances d'ionisation négative de cinq à dix minutes, à raison d'une séance tous les deux jours. TCHIJEVSHI obtenait ainsi 20 % de guérisons totales en 10 séances, 40 % d'améliorations nettes après 25 séances, 28 % d'améliorations moyennes, 10 % d'échecs et 2 % d'aggravations, ce qui représente somme toute des résultats intéressants compte tenu de la gravité de la maladie.

En ce qui concerne l'arthrose, cette atteinte dégénérative du cartilage qui évolue vers une usure et une déformation des os, FIGUROVKY a constaté que 80 % des poussées douloureuses d'arthrose étaient calmées par l'ionisation négative.

Quant à l'action sur la douleur elle-même,

OLIVEREAU a montré que des souris mises sur une plaque chauffée à 64° C avaient un délai d'apparition du léchage des pattes augmenté de 15 % sous ions négatifs qui font reculer le seuil d'apparition de la douleur. Inversement, en ionisation positive, ce seuil de perception de la douleur est abaissé de 22 %.

H) ACTION DE L'IONISATION DANS LES MALADIES ALLERGIQUES

La vie est un combat perpétuel et très rapidement après sa naissance le corps de l'enfant apprend à résister contre toute substance qui est différente de son organisme : les aliments, les produits cosmétiques, les médicaments, les tissus, les microbes et l'atmosphère elle-même. Chaque attaquant potentiel que l'on nomme « antigène » va déclencher la fabrication par l'organisme à son contact, d'une substance de défense que l'on appelle « anticorps ». A chaque antigène correspond un anticorps.

Mais parfois les défenseurs, de crainte de se faire surprendre, finissent par être en trop grand nombre. La réponse à l'attaque est disproportionnée, l'organisme réagit de façon excessive et survient l'allergie avec son cortège de troubles. Tout se passe comme dans un incendie, où souvent l'eau finit par faire plus de dégâts que le feu...

Si l'allergène est dans l'air (poussière, pollen), la réaction se fera sous forme de rhinite ou d'asthme. Si c'est un allergène de contact (tissu synthétique, cosmétique), la peau réagira par un eczéma ou un urticaire. Si l'allergène est alimentaire (lait de vache), des diarrhées peuvent survenir, mais s'y associent souvent des réactions cutanées. Si l'allergène est injecté par piqûre intramusculaire, intraveineuse ou sous-cutanée (Pénicilline, anesthésique local), les réactions peuvent être fulgurantes et très graves avec des œdèmes ou même un état de choc.

Trop d'allergiques vivent résignés, sans se traiter sérieusement, car ils savent qu'ils subiront les effets de ce « terrain allergique » pendant des années ou même toute leur vie... Mais apprendre à vivre avec son allergie, c'est d'abord chez l'enfant essayer d'agir sur ce terrain, d'infléchir la barre pendant qu'il est encore temps, par exemple en instituant un traitement de fond à base d'homéopathie.

Ensuite, il faut se fixer pour but de ne plus avoir de symptômes et dans la gamme des traitements possibles, l'ionisation négative a une place de choix dans la mesure où elle a fait ses preuves dans le domaine de l'allergie.

Partant de l'observation que les cures climatiques en montagne ont une action bienfaisante incontestable sur certains troubles allergiques et notamment l'asthme, DELEANU s'est demandé si une partie de cet effet n'était pas dû aux ions négatifs de l'air. Il entreprit donc des travaux dans cette direction.

1) Le choc anaphylactique

Il fut le thème de ses premières études. Si l'on injecte à un cobaye un antigène comme du sérum de bœuf en grande quantité, le receveur va faire un choc gravissime. Chez les animaux non traités, la survie n'est selon DELEANU que de 4 % ; chez les cobayes traités par 20 000 ions négatifs/cm^3, la survie est de 40 %, la différence est par conséquent significative.

En 1986, il entreprit de refaire l'expérience avec des lapins. Dans le groupe ionisé, il y eut 52 % de survie en période chaude (d'Avril à Octobre) et seulement 36 % de survie en période froide (de Novembre à Mars). Nous savons que dans la nature, il y a de toute façon plus d'ions négatifs par temps chaud, que pendant les mois froids. Ces constatations expérimentales expliquent bien les variations saisonnières spontanées des défenses immunitaires.

2) Les rhinites allergiques

Il faut d'abord prouver l'origine allergique et ne pas les confondre avec les rhinites vasomotrices qui sont quatre fois plus fréquentes.

Les rhinites allergiques, qu'elles soient saisonnières (comme le rhume des foins) ou apériodiques sont bénignes mais handicapantes : le nez qui coule comme une fontaine le jour, les salves d'éternuements, les yeux qui piquent et le nez bouché la nuit sont autant de signes difficiles à supporter qui retentissent sur l'état général, le psychisme et le sommeil.

L'efficacité de l'ionisation négative dans ces rhinites est très satisfaisante puisque l'on note 63 % d'amélioration, alors qu'il n'y a que 6 % de mieux en air normal et aucune amélioration avec les ions positifs. Cette action antiallergique s'explique d'une part par la sécrétion de cortisol, proche de la cortisone qui est un puissant antiallergique et d'autre part par la baisse du taux de sérotonine. En effet l'injection de sérotonine déclenche un choc anaphylactique proche de celui créé par l'histamine, ainsi qu'un spasme bronchique. Nous y reviendrons dans un prochain paragraphe consacré à l'asthme.

I) ACTION DE L'IONISATION DANS LES MALADIES PULMONAIRES

1) Généralités

La muqueuse qui recouvre toutes les voies aériennes depuis le nez jusqu'aux petites bronches terminales des poumons contient des cellules munies de cils vibratiles et des cellules produisant une substance visqueuse : le mucus. Chaque cellule ciliée comporte 200 cils de 10 microns de long qui battent dans le mucus. Toute particule inhalée : pollen, poussière ou germe se colle sur le film de mucus et commence à remonter sous l'influence des cils vibratiles pour être expulsée. La vitesse d'évacuation varie elle-même en fonction de la fréquence des battements des cils qui est habituellement de 800 par minute.

On a pu ainsi remarquer que les ions négatifs favorisent le bon fonctionnement de tous ces processus, alors que les ions positifs et donc la pollution détériorent cet « escalator » mucociliaire, dont la panne permet le dépôt de goudrons de tabac dans les bronches et la trachée, ce qui augmente le risque de cancer.

Voyons en détail l'effet des ions sur le fonctionnement respiratoire :

— Les ions positifs :

  — tarissent la sécrétion du mucus,
  — ralentissent la fréquence de battement des cils qui passe de 800 à 300 par minute,
  — diminuent ou arrêtent l'ascension du mucus permettant le dépôt des toxiques responsables de cancer,
  — accélèrent le rythme respiratoire,

— entraînent un spasme bronchique avec gêne respiratoire,
— créent une constriction des vaisseaux qui fragilise la muqueuse aux agressions et aux microtraumatismes,
— diminuent l'oxygénation des poumons et favorisent l'accumulation du gaz carbonique,
— abaissent la capacité pulmonaire de 30 %,
— permettent la libération de sérotonine, facteur d'allergie.

Si cette « intoxication » par les ions positifs n'est pas trop prolongée, ces effets pernicieux sont rapidement corrigés par l'ionisation négative.

— En effet les ions négatifs :
— normalisent le débit de sécrétion du mucus,
— accélèrent la fréquence de battement des cils vibratiles,
— augmentent la vitesse d'ascension du mucus,
— normalisent la fréquence respiratoire qui se ralentit,
— dilatent les bronches où l'air pénètre ainsi mieux,
— améliorent la vascularisation de la muqueuse,
— augmentent la pression partielle en oxygène,

— diminuent la pression partielle du gaz carbonique,
— font baisser le débit cardiaque au repos comme à l'effort,
— diminuent la consommation d'oxygène à l'effort,
— augmentent l'efficacité ventilatoire profonde au repos,
— diminuent la fraction pulmonaire ventilatoire inefficace,
— augmentent la différence de concentration en oxygène entre les artères et les veines, au repos comme à l'effort.

En résumé, les ions négatifs modifient l'activité pulmonaire dans le sens d'une économie fonctionnelle, ce qui est d'un intérêt capital pour l'insuffisant respiratoire chronique, l'asthmatique ou le sportif.

2) Dans l'asthme

L'asthme, qu'il soit allergique ou non, comporte une inflammation et une hyperréactivité des bronches. Après l'inhalation d'un allergène, on a une première réaction immédiate marquée par un spasme du muscle lisse bronchique, mais aussi par une importante sécrétion de mucus et un œdème de la paroi. Une deuxième réaction plus tardive apparaît au bout de 4 heures environ avec libération de neuro-médiateurs chimiques qui pérennisent la crise. Tout ceci s'accompagne d'une hyperréactivité bronchique qui traduit l'aptitude des bronches à réagir anormalement à une obstruction lors de stimulations aériennes polluantes, médicamenteuses ou psychiques, vis-à-vis desquelles un sujet normal aurait réagi peu ou pas du tout.

L'asthme est d'ailleurs plus un symptôme qu'une maladie... Il donne une gêne respiratoire sifflante qui évolue par crises. Quant aux facteurs psychologiques, ils ne sont pas ici un facteur déterminant de la survenue d'un asthme. Par contre ils modulent l'évolution des troubles et favorisent souvent la survenue des crises. Ces décompensations brutales sont sous l'influence de l'ionisation atmosphérique, mais il faut compter aussi avec les variations de température et d'hygrométrie.

PALTI a traité par ionisation des enfants asthmatiques qui étaient tous âgés de moins d'un an pour éliminer tout risque de suggestion, avec une concentration de 10 000 ions/cm^3 à 10 cm du visage :

En ionisation positive, au bout de trois minutes :

— le rythme respiratoire augmente de 20 à 25 %,
— l'indice de spasme bronchique passe de 0,3 à 2,
— ces effets nocifs persistent pendant encore 16 heures après l'inhalation des ions positifs.

En ionisation négative, au bout de dix minutes :

— le rythme respiratoire baisse de 20 à 37 %,
— l'indice de spasme bronchique diminue beaucoup, passant de 2,6 à 0,6,
— ces effets bénéfiques persistent 3 à 13 heures après la fin de la séance, selon les enfants.

DELEANU, avec une concentration de 10 000 ions négatifs/cm^3 observe chez l'enfant 60 % de résultats favorables : les accès de toux se raréfient et la gène respiratoire s'améliore. Mais il faut 20 à 25 séances de 10 à 20 minutes chacune (selon l'âge) pour obtenir des résultats durables.

Chez l'adulte de plus de 40 ans, on a besoin d'une plus forte concentration ionique (100 000 ions négatifs/cm^3) et l'amélioration est moins nette, mais atteint 40 % pour SHUTZ dans son étude qui porte sur 2 000 cas.

BOULATOV a une grande expérience du traitement de l'asthme par l'ionisation négative, puisqu'il a soigné plus de 3 600 personnes par cette méthode : le malade placé à 10 cm de l'ioniseur inhale 2 millions d'ions négatifs/cm^3 pendant dix minutes. Les résultats s'avèrent bons au bout de 20 à 30 séances ; mais pour obtenir un effet durable sur les crises, il faut habituellement 2 à 3 cures de 30 séances d'ionisation négative, chacune étant espacée d'un intervalle de 30 jours. BOULATOV note qu'entre la 1re et la 7e séance, la respiration et le pouls se ralentissent, la tension s'abaisse, les râles bronchiques diminuent et la capacité vitale pulmonaire augmente.

Entre la 8e et la 15e séance, une discrète aggravation peut apparaître (chez seulement 15 % des malades) avec retour d'une respiration un peu pénible. Cet incident ne doit pas faire interrompre le traitement, mais on pourra simplement espacer les séances. A la fin du traitement, on a une amélioration de l'état général chez 90 % des patients, la fatigue diminue dans 60 % des cas, l'état nerveux s'améliore chez 44 % des personnes, la capacité de travail est accrue chez 58 % de sujets et le sommeil se normalise chez 80 % des malades. La capacité pulmonaire est par ailleurs augmentée ainsi que la quantité d'air inspiré. Quant aux radios, elles montrent des bronches nettoyées et un diaphragme plus mobile. Les crises d'asthme disparaissent pendant plus de 6 mois chez 55 % des malades ainsi traités. Si malgré tout chez 35 % des asthmatiques, les crises persistent, le nombre des accès et leur intensité diminuent. Finalement l'ionisation négative ne s'avère inefficace que chez seulement 10 % des malades.

Compte tenu de ces résultats, tout insuffisant respiratoire chronique, asthmatique ou non, outre l'arrêt total du tabac, devrait vivre dans un atmosphère enrichie en ions négatifs.

J) ACTION DE L'IONISATION SUR LES TROUBLES PSYCHIQUES

1) La sérotonine

Nous avons vu qu'en théorie, les ions négatifs diminuent le taux de sérotonine dans le sang, dans le cerveau, dans les urines et que les ions positifs l'augmentent. L'expérience de TAL avec 10 minutes d'exposition à 360 000 ions/cm³ le confirme (cf. tableau 14).

Tableau 14

ACTION DES IONS SUR LE TAUX DE SÉROTONINE

	ions positifs	ions négatifs
Sang total	+ 40 %	– 30 %
plasma	+ 90 %	– 43 %
globules rouges	+ 50 %	– 42 %
plaquettes	+ 240 %	– 72 %

N'en déplaise aux poètes, beaucoup de nos comportements s'expliquent par des modifications chimiques au sein de notre corps. Que ce soit un neuro-médiateur sécrété en excès, une hormone émise en quantité insuffisante ou un enzyme qui manque pour assurer le bon déroulement d'une réaction chimique essentielle pour notre organisme. Dans cet état d'esprit on a beaucoup étudié le rôle de la sérotonine et certains l'ont baptisée un peu schématiquement, l'« hormone de l'humeur ».

Mais cette baisse du taux de sérotonine sous l'effet des ions négatifs ne semble pas systématique ; elle est variable selon les sujets. SULMAN a montré que certaines personnes n'accusent que de minimes modifications, alors que d'autres ont de nettes variations. Tout est fonction de leur propre métabolisme de la sérotonine et de leur sensibilité personnelle aux ions. Lorsqu'il expose dix sujets à 10 000 ions négatifs/cm^3 pendant 8 heures de sommeil et pendant 8 heures de travail, il constate que chez les sujets peu sensibles aux ions, on a peu de variations de la sérotonine (cf. tableau 15).

Tableau 15

ÉVOLUTION DU TAUX DE SÉROTONINE CHEZ LES SUJETS PEU SENSIBLES

Avant l'ionisation	Après l'ionisation
34	34
39	31
20	12
39	24
38	32

Par contre chez les sujets très sensibles aux ions négatifs, le taux de sérotonine baisse en moyenne de 50 % (cf. tableau 16).

Tableau 16

ÉVOLUTION DU TAUX DE SÉROTONINE CHEZ LES SUJETS TRÈS SENSIBLES

Avant l'ionisation	Après l'ionisation
52	24
62	40
58	31
49	21
62	34

On pourrait rapprocher ces personnes très influencées par les modifications de l'ionisation atmosphérique, des « spasmophiles » qui ont une hyperexcitabilité neuro-musculaire et manifestent des troubles similaires en raison de leur sensibilité exacerbée.

Ainsi chez des sujets soumis à 30 000 ions positifs/cm^3, CHARRY note :

— une augmentation de l'anxiété,
— une grande fatigue,
— une baisse de la capacité d'action,
— une faible sociabilité,
— une forte aggressivité,
— une diminution des facultés de concentration,
— des palpitations,
— une oppression respiratoire,
— des maux de tête,
— des spasmes intestinaux avec diarrhée,
— une augmentation sanguine du taux de sérotonine.

Ce qui représente en fait la plupart des troubles caractéristiques dont se plaignent les spasmophiles... Et la similitude ne s'arrête pas là, puisque la spasmophilie s'accompagne souvent de crises de panique ; or les dosages sanguins contemporains de ces épisodes aigus ont montré une augmentation de 40 % du taux de sérotonine.

GIANNINI étudia le taux moyen de sérotonine chez des musiciens affligés d'une diarrhée liée au trac. Lors d'une première série de concerts, la sérotonine était à 236 mg/ml, pendant leurs vacances elle baisse à 195 et lors d'une deuxième série de concerts elle remonte à 224 mg/ml.

GILBERT étudia l'effet de l'ionisation négative sur le taux de sérotonine cérébrale chez des rats stressés par un isolement de 100 jours. En air normal, la sérotonine est à 0,904 microgramme par gramme de cerveau. Avec une ionisation négative intermittente de huit heures par jour, elle est à 0,840 et si l'ionisation négative est permanente, on trouve un taux de 0,722. Les ions négatifs sont donc bien capables de faire baisser le taux de sérotonine au niveau du cerveau.

Si on compare ce qui se passe avec les médicaments on s'aperçoit par exemple que les anxiolytiques comme les benzodiazépines diminuent la sécrétion de sérotonine.

En revanche les antidépresseurs favorisent la synthèse et l'accumulation de sérotonine dans l'organisme. Dans les dépressions nerveuses graves aboutissant à des suicides, on trouve souvent un effondrement du taux de sérotonine sanguine et urinaire. Or la baisse du taux de sérotonine induite par les ions négatifs n'aboutit pas fort heureusement à des états dépressifs et encore moins à des suicides ! Donc si dans les deux cas, on a une baisse du taux de sérotonine dans le sang et les urines, le mécanisme physiologique est cependant différent : lors de l'inhalation d'ions négatifs, la sérotonine existante est dégradée par oxydation, mais il y a surtout une réduction de sa transmission au niveau des synapses nerveuses. Le résultat ne serait pas tant une baisse de l'anxiété qu'une facilitation des réponses actives lors d'un stress. La personne qui a un taux spontanément bas de sérotonine risque d'avoir des pulsions suicidaires, celle dont le taux est abaissé par ionisation négative arrive en revanche à résoudre ses situations conflictuelles, elle s'adapte au stress. Elle ne le subit pas, elle a une attitude active et constructive devant l'adversité.

Là encore, on voit que les ions négatifs ont surtout un rôle de rééquilibrage dans l'organisme ; ils lui donnent les moyens de s'adapter à une situation déstabilisante.

Par ailleurs, la sérotonine n'est pas le seul neuro-médiateur et de nombreuses autres substances chimiques (acétylcholine, adrénaline, noradrénaline, GABA, dopamine) sont sûrement en cause dans nos réactions comportementales et leurs effets se superposent certainement avec ceux de la sérotonine selon des modalités complexes encore mal connues.

2) Traitement des névroses

Les névroses sont des maladies de la personnalité caractérisées par des conflits intrapsychiques qui entravent les conduites sociales. On distingue les névroses d'angoisses, les névroses phobiques, les névroses hystériques et les névroses obsessionnelles mais dans tous les cas le malade se plaint souvent :

- — d'insomnie avec surtout une gêne à l'endormissement,
- — de troubles de l'appétit passant de l'anorexie à la boulimie,
- — de fatigue,
- — d'une tendance agressive,
- — de troubles sexuels,
- — de tics ou de bégaiement.

Le névrosé est conscient de son état, il s'étudie longuement, mais demeure réticent à ses problèmes, il est « mal dans sa peau » et ne s'accepte pas tel qu'il est.

Etudiant les réactions comportementales chez l'animal sous l'influence de l'ionisation, BACHMANN montra que des rats qui respirent des ions positifs mordent les barreaux de leur cage, urinent et défèquent partout. On note en revanche leur apaisement si l'on met en route une ionisation négative qui a rapidement un effet calmant.

FREY souligne l'effet anxiologique des ions négatifs pour des rats conditionnés à recevoir leur nourriture en appuyant sur un levier. Etudions leurs réactions si on introduit un stress sous forme d'une décharge électrique au niveau de la queue lorsque le rat touche le levier : quand les animaux sont élevés en air normal, on voit vite s'installer une perturbation de leur comportement alimentaire avec refus de s'alimenter. Si les rats respirent des ions négatifs, trois fois plus d'animaux continuent à se nourrir normalement. Ils ont tout simplement surmonté l'anxiété liée au stress induit par le choc électrique.

GIANNINI fit une échelle de cotation de l'anxiété, de la tension nerveuse et de l'excitation à l'aide de tests variés ; en analysant les scores (cf. tableau 17) on voit que tous ces symptômes s'améliorent sous ions négatifs et qu'ils s'aggravent sous ionisation positive.

DELEANU réalisa une expérimentation humaine avec 150 000 ions négatifs/cm^3 : le traitement dura 30 jours à raison d'une séance de 15 minutes par jour. En l'absence d'amélioration, le temps de la séance était augmenté de cinq minutes par jour pour atteindre 50 minutes chez certains sujets.

Tableau 17

ÉVOLUTION DES TROUBLES NERVEUX SOUS L'EFFET DES IONS

	Avant l'ionisation	ions positifs	ions négatifs
anxiété	1,35	2,26	1,21
tension nerveuse	1,57	2,71	1,28
excitation	1,85	3	1,35

Dans les névroses habituelles, il obtint 65 % de bons résultats. La fatigue fut améliorée dans 94 % des cas, l'anxiété disparut dès la troisième séance chez tous les sujets. L'état d'excitation fut normalisé au bout de 8 séances et les maux de tête disparurent chez 75 % des personnes traitées. Dans 86 % des cas on vit disparaître ce malaise général qui associe des sensations désagréables, des troubles de la concentration, une baisse de la capacité de travail, un manque de dynamisme et une sensibilité aux changements de temps ou de saison. De plus tous ces effets bénéfiques persistent encore un mois après l'arrêt de l'ionisation négative.

Le Pr UCHA-DABE de Buenos-Aires a soigné des personnes atteintes de névrose d'angoisse, il constate qu'avec l'ionisation négative il y a :

— une tolérance parfaite du traitement,
— une amélioration de 80 % des sujets,
— une persistance des effets bénéfiques 6 à 8 mois après la fin du traitement.

Dans les dépressions réactionnelles, DELEANU arrive quant à lui à 50 % d'améliorations.

3) Dans les psychoses

Il s'agit d'une maladie mentale beaucoup plus grave où le malade n'a que partiellement conscience de ses troubles. Le comportement est souvent incongru, les propos délirants et l'évolution se fait habituellement sur un mode chronique qui aboutit à une démence.

Il est donc logique que les études de l'effet des ions négatifs soient plus rares. MISIASZEK a réalisé un travail avec des sujets atteints de manie aiguë en pleine crise d'agitation ; ceux-ci furent placés en ionisation négative (70 000 ions/cm^3), au bout de 15 minutes ils dormaient. Une heure après, ils étaient réveillés, mais parfaitement calmes. On constate donc que même dans les situations les plus difficiles, l'ionisation négative peut avoir sa place parmi les autres traitements dans un hôpital psychiatrique.

4) Dans les troubles du sommeil

On peut trouver paradoxale l'efficacité des ions négatifs, car la sérotonine est un précurseur chimique du sommeil qui agit en freinant l'éveil. Mais il faut remarquer qu'un important excès de sérotonine donne des effets proches du L.S.D.

avec un état d'excitation et une désynchronisation de l'électroencéphalogramme (E.E.G.).

Les ions négatifs en favorisant un état de calme et de relaxation permettent une bonne préparation au sommeil. Par ailleurs ils diminuent la fréquence et augmentent l'amplitude des ondes alpha à l'E.E.G. après 30 minutes de traitement. On a donc une « déconnection » du cerveau de son environnement (par renforcement des processus d'inhibition corticaux).

Mais au-delà des explications neuro-chimiques, les expériences sont probantes et DELEANU nota 80 % d'amélioration du sommeil avec une ionisation de 10 000 ions négatifs/cm³ au bout de vingt jours de traitement. Les séances duraient cinq minutes, le 1er jour, dix minutes le 2e jour, quinze minutes le 3e jour et vingt minutes à partir du 4e jour.

En pratique on peut aussi remplacer les inhalations par l'ionisation d'ambiance de la chambre à coucher après avoir débranché tous les appareils électriques susceptibles de produire des ions positifs : radiateur, réveil lumineux et surtout télévision. La nuit, si le bruit même faible du ventilateur de l'ioniseur vous gêne, vous procéderez de la façon suivante : deux heures avant le coucher, branchez l'appareil au maximum de sa puissance avec la ventilation, et au moment de vous mettre au lit, arrêtez la ventilation en laissant fonctionner l'ionisation.

Comme vous avez pu en prendre conscience,

les ions négatifs ont une action tout à fait intéressante dans les problèmes d'anxiété, d'angoisse, de nervosité, d'irritabilité et d'insomnie auxquels nous sommes souvent confrontés.

Alors pourquoi ne pas essayer d'avoir recours en première intention à l'ionisation négative pour équilibrer son état nerveux, si celui-ci présente quelques défaillances, plutôt que de s'intoxiquer d'emblée avec des tranquilisants, des anxiolytiques ou des hypnotiques qui vous donnent un sommeil artificiel et un réveil parfois difficile. Leurs effets secondaires nocifs peuvent persister même au cours de la journée sous forme notamment de troubles de la mémoire ou d'un manque de vitalité.

K) SCHÉMA DE TRAITEMENT MÉDICAL PAR L'IONISATION NÉGATIVE

Rappelons que les ions négatifs sont des régulateurs de l'organisme, ils agissent sur des fonctions perturbées qu'ils rééquilibrent. En revanche ils sont peu efficaces en cas de lésions organiques constituées.

Si le symptôme ou la maladie nécessitent l'instauration d'un traitement médicamenteux, celui-ci doit être poursuivi en diminuant progressivement les doses au fur et à mesure de l'amélioration.

Dans cette fonction de soin, l'inhalation est indispensable; l'ionisation d'ambiance serait insuffisante et sera utilisée dans un 2e temps en traitement d'entretien ou pour prévenir des rechutes.

En ce qui concerne la concentration ionique, les nombres donnés par les divers auteurs dans les études expérimentales rapportées dans les pages précédantes, correspondent à la quantité exacte d'ions respirée par les sujets en fonction de la distance qui les séparait des ioniseurs. Dans le tableau ci-dessous nous donnerons le réglage à choisir sur l'ioniseur qui correspond à la quantité d'ions émise au niveau des pointes. L'établissement de ces données doit beaucoup aux travaux du Pr Métadier qui a validé ces valeurs sur des milliers de cas cliniques.

La ventilation (sauf indication contraire) sera branchée à sa vitesse la plus faible.

Le temps d'inhalation pourra être réparti sur la journée, ainsi lorsque 20 minutes de traitement sont souhaitables, on procédera à une séance de 10 minutes matin et soir.

En cas de douleur localisée, lors d'atteintes rhumatologiques ou lorsqu'il faut traiter des maladies de peau, l'inhalation sera complétée par une application locale du flux ionique au niveau de la zone malade.

Le temps du traitement varie bien entendu en fonction des indications thérapeutiques, du caractère aigu ou chronique du trouble, et de la rapidité de réponse à l'ionisation. Dans les affections chroniques, le temps moyen du traitement est de 20 jours, mais une 2e cure peut être effectuée plus ou moins précocément dans les mois suivants, soit si tous les symptômes n'ont pas disparu, soit si les effets du 1er traitement s'épuisent à la longue.

L'apparition dans les premiers jours de traitement d'une légère aggravation des symptômes n'est pas inquiétante. Ce phénomène est toujours passager, il n'a pas de caractère péjoratif car il est souvent suivi d'une amélioration très nette. Cette réaction paradoxale se voit également lors d'un traitement par électrothérapie ainsi que lors des cures thermales. On se contentera d'interrompre le traitement pendant 2 jours pour le reprendre ensuite, en réduisant le temps des séances ou le débit ionique, pour les réaugmenter enfin très progressivement.

Insistons sur le fait que les nombres donnés dans les tableaux ci-après ne le sont qu'à titre indicatif. Selon la sensibilité individuelle du malade, les paramètres (nombre d'ions, temps de la séance, temps du traitement) doivent être modifiés par un médecin connaissant bien les techniques de traitements par l'ionisation négative.

INDICATION	Nombre d'ions en milliards	temps de l'inhalation en minutes	temps du traitement local en minutes	temps du traitement en jours	Remarques
Hyperglycémie	8 500 à 15 000	10		30 et +	
Cholestérol en excès	8 500 à 10 000	10		9°	
Stimulation des glandes endocrines Troubles gynécologiques	10 000 à 15 000	20		25	
Gastrites Ulcère gastro-duodénal Colite	10 000 à 15 000	15 à 40		20	
Hypertension artérielle	8 000 à 13 000	15		20	
Hypotension artérielle	8 000 à 13 000	15		30	
Troubles circulatoires	8 000 à 15 000	10		20	
Crise de migraine	10 000 à 15 000	10		1	
Prévention des migraines	8 000 à 10 000	25		20	
Transpiration	7 000 à 15 000	5	10	20	
Acné du visage	8 500 à 15 000	20	—	30 et +	
Acné du thorax	8 500 à 15 000	10	15	30 et +	
Eczéma	8 500 à 15 000	5	15	60 et +	
Psoriasis	8 500 à 15 000	15	20	60 et +	

INDICATION	Nombre d'ions en milliards	temps de l'inhalation en minutes	temps du traitement local en minutes	temps du traitement en jours	Remarques
Zona	10 000 à 15 000	10	15	15	
Brûlure	8 500 à 15 000	10	20	20	
Coup de soleil	8 500 à 10 000	5	10	5	
Hématome	15 000 à 23 000	5	10	5	Excellents résultats si l'ionisation est immédiate
Cicatrisation d'une plaie	15 000 à 23 000	5	10	5	
Ulcère variqueux	15 000 à 23 000	10	20	20	
Poussée aiguë douloureuse articulaire	8 000 à 15 000	10	20	20	
Lumbago	10 000 à 15 000	10	20	5	
Douleurs articulaires chroniques (arthrose)	10 000 à 15 000	10	15	25 et +	
Rhume infectieux Sinusite	8 000	15		7	
Bronchite aiguë	10 000	20		10	
Emphysème Bronchite chronique	5 000 à 10 000	5 à 15		20 j sur 30	Pas de ventilation Sensibilité très variable à tester en cabinet médical

INDICATION	Nombre d'ions en milliards	temps de l'inhalation en minutes	temps du traitement local en minutes	temps du traitement en jours	Remarques
Urticaire aigu	15 000	5	20	3	
Urticaire chronique	10 000	10	10	30	
Eczéma	8 500 à 15 000	5	15	60 et +	Evite le suintement
Asthme	10 000 à 15 000	20		30 1 mois sur 2	1er mois : inhalation + ionisation d'ambiance 2e mois : ionisation d'ambiance 3e mois : inhalation + ionisation d'ambiance
Crise d'asthme	15 000 à 18 000	10		—	
Angoisse Anxiété Nervosité	5 000 à 13 000	15		30 et +	
Dépression nerveuse	7 000 à 10 000	20		30 et +	
Insomnie	5 000	5		20	5 mn d'inhalation le jour + ionisation d'ambiance la nuit

L) L'AROMATHÉRAPIE

Un aérosol est une dispersion de gouttelettes que l'on obtient par vaporisation d'un liquide dans l'air, on a ainsi création de gros ions. Ceux qui se forment dans l'atmosphère sont généralement positifs et nocifs, car ils ont absorbés des molécules de gaz toxiques ou des germes ; en revanche les gros ions artificiels liquides sont négatifs, ils ont un effet bénéfique et une taille optimale pour pénétrer dans les alvéoles pulmonaires.

L'aérosol combine l'effet favorable des ions négatifs aux propriétés du liquide utilisé. Car on peut remplacer l'eau par un médicament ; on a ainsi souvent utilisé les antibiotiques, le soufre ou les anti-inflammatoires avec succès dans les infections O.R.L. et notamment pour traiter les sinusites.

Mais au lieu d'utiliser un médicament classique, on peut aussi effectuer les aérosols avec des huiles essentielles de plantes, c'est l'aromathérapie. L'huile essentielle (H.E.) peut être déposée soit sur un coton placé devant le flux ionique, soit dans un réceptacle prévu à cet effet par les fabriquants d'ioniseurs performants.

Le courant d'air ionique vaporise et ionise l'essence aromatique, ce qui potentialise son efficacité thérapeutique.

A titre pratique citons quelques huiles essentielles et leurs indications thérapeutiques d'après les travaux du Dr VALNET.

Toutes les plantes citées ci-dessus seront utilisées sous forme d'huile essentielle. A cette liste nous ajouterons le Calendula qui est le souci des jardins qui sera mis sous forme de teinture-mère (T.M.). Le CALENDULA est un antiseptique local indiqué dans les plaies et pour la cicatrisation des maladies de peau.

Plantes à utiliser dans les diverses maladies :

CITRON	antiseptique, antiinfectieux antispasmodique de l'appareil respiratoire tonique de la peau
EUCALYPTUS	antiseptique et balsamique des voies respiratoires anti-migraineux cicatrisant
GENIEVRE	tonique et stimulant anti-acnéique anti-rhumatismal régularise les règles
GERANIUM	tonique et stimulant régulateur de l'appareil digestif antiseptique
GIROFLE	stimulant de l'organisme améliore la mémoire améliore la récupération physique et psychique impuissance anti-rhumatismal

LAVANDE	calmant du système nerveux antispasmodique digestif anti-infectieux et balsamique des voies respiratoires effet hypotenseur
MENTHE FORTE	reconstituant général tonique du système nerveux
NIAOULI	c'est le goménol effet balsamique sur le nez, les bronches et les poumons
ORANGE	troubles circulatoires stimulation du système nerveux antiseptique externe revitalisation cutanée
PIN SYLVESTRE	action tonique notamment sur le plan sexuel extectorant et antiseptique des voies respiratoires antisudoral antirhumatismal
ROMARIN	anti-asthénique, effet « dopant » antiseptique respiratoire
SAUGE	stimulant antiseptique externe antisudoral
THYM	antispasmodique digestif insomnie
VERVEINE	troubles neuro-végétatifs palpitations spasmes digestifs

YLANG YLANG	revitalisant stimulant sexuel

Douleurs des règles	genièvre verveine menthe sauge
ulcère gastro-duodénal	verveine pin menthe romarin
hypertension artérielle	verveine lavande citron
hypotension artérielle	verveine romarin sauge
troubles circulatoires	verveine romarin
migraine	eucalyptus lavande verveine romarin menthe
transpiration excessive	sauge pin
acné	calendula genièvre géranium
eczémas eczéma sec	calendula lavande géranium

eczéma suintant	sauge genièvre
psoriasis	calendula romarin lavande genièvre géranium
zona	sauge romarin girofle lavande
brûlures	calendula eucalyptus sauge géranium lavande
hématome	menthe lavande
cicatrisation d'une plaie	calendula genièvre géranium
rhumatismes	pin lavande menthe girofle
rhume des foins	eucalyptus lavande
rhume infectieux, sinusite	eucalyptus citron pin
bronchite aiguë, toux	lavande niaouli eucalyptus romarin

emphysème, bronchites chroniques	eucalyptus pin
asthme	eucalyptus lavande romarin
angoisse, anxiété, nervosité	lavande verveine girofle
états dépressifs	lavande
insomnie	lavande orange thym

CHAPITRE V

INTÉRÊT DE L'IONISATION NÉGATIVE CHEZ LES SUJETS SAINS

Même si vous n'êtes pas malade et si vous vous sentez toujours en pleine forme, l'ionisation artificielle peut quand même avoir des effets bénéfiques dans votre vie, car non seulement elle peut constituer la meilleure forme de prévention contre les maladies, mais aussi et surtout elle peut vous permettre d'améliorer vos performances physiques et intellectuelles.

A) LA PRATIQUE SPORTIVE

Une activité physique intense multiplie par cinquante le métabolisme musculaire et nécessite une consommation maximale d'oxygène. Quand l'effort est important, les apports en oxygène sont souvent insuffisants et c'est alors qu'apparaît la fatigue par acidose et l'altération de la contraction musculaire.

Grâce aux ions négatifs à raison de quinze minutes d'inhalation par jour pendant un mois à une concentration de 10 000 ions/cm^3, on peut obtenir :

— une contraction musculaire plus rapide (par diminution de la chronaxie et de la rhéobase),
— une excitabilité neuro-musculaire accrue,
— une augmentation de la force musculaire,
— une majoration de l'endurance,
— une amélioration des réflexes,
— une moindre sensation de douleur à l'effort,
— un ralentissement de la fréquence cardiaque et respiratoire,
— une moindre consommation d'oxygène,
— une meilleure oxydation des glucides qui permet d'éliminer plus facilement l'acide lactique responsable d'acidose et de crampes,
— un moindre trac,
— une récupération plus rapide après l'effort.

Pour LEPEKHINA, la meilleure formule pour les sportifs de compétition consiste à effectuer une inhalation d'ions négatifs à la concentration de 10 000 ions/cm^3, quinze minutes par jour pendant les 10 jours précédant la compétition. Si l'on prolonge l'ionisation, au bout d'un mois, la résistance à l'effort est accrue de 240 % ! Cet effet se prolonge pendant 10 mois, en diminuant progressivement, pour se fixer à une amélioration de 38 %, même en l'absence de tout nouveau traitement ionique.

A notre connaissance seuls les athlètes soviétiques utilisent l'ionisation à l'entraînement, c'est pourtant une méthode qui gagne à être mieux connue puisqu'elle améliore les performances physiques tout en n'ayant pas recours à une technique dangereuse de dopage...

Dans le cadre de l'étude des réflexes, CARROL étudie la moyenne du temps de réaction pour la détection d'un signal sonore, équivalent au bruit fait par le pistolet qui donne le départ d'une course de 100 mètres. Après 3 heures d'ionisation on voit que le temps de réaction baisse de 10 % puisqu'il passe de 72 à 65 millisecondes (cf. tableau 18).

Tableau 18

ÉVOLUTION DU SCORE MOYEN AUX TESTS (en millisecondes)

	au bout d'1 heure	au bout de 2 heures	au bout de 3 heures
ions négatifs	72	70	65
ions positifs	79	79	79

HAWKINS s'est intéressé à l'évolution des temps de réaction visuelle et auditive après ionisation négative, on note là encore un raccourcissement des temps de réponse (cf. tableau 19).

Tableau 19

ÉVOLUTION DES TEMPS DE RÉACTIONS SOUS L'EFFET DES IONS (en millisecondes)

	temps de réaction visuelle	temps de réaction auditive
air normal (220 ions positifs 150 ions négatifs)	210	188
ions positifs (4 500)	209	165
ions négatifs (4 200)	197	158

Il note également que les rythmes biologiques sont influencés par l'ionisation. En présence d'ions négatifs, les performances sont maintenues l'après-midi et le soir. En revanche si le sportif a respiré des ions positifs ses performances accusent une baisse rapide à toutes les heures de la journée.

BUCHALEW a étudié l'évolution de la force musculaire testée au dynamomètre à main, il a remarqué que la cote obtenue par les sujets témoins est de 555, alors que celle des sportifs qui ont respiré des ions négatifs atteint 666.

GOLDMAN trouve quant à lui, une récupération plus rapide d'une fréquence respiratoire normale sous ions négatifs. Les sportifs étudiés inhalaient 30 000 ions/cm^3 pendant 20 minutes après des courses d'athlétisme répétées. Il montra qu'un sujet ayant effectué successivement une série de courses sur 500 mètres, 400 m, 300 m, 200 m et 100 m ressentait une fatigue assez intense à la fin de sa séance d'entraînement. Mais après 20 minutes d'ionisation négative, tout en gardant néanmoins une certaine sensation de fatigue, il fut capable d'effectuer une nouvelle série de courses dans des temps très voisins de ceux réussis précédemment, ce qui n'avait jamais été possible dans des circonstances habituelles, sans ionisation.

On peut ainsi se demander quel intérêt un sportif peut-il avoir à se doper, alors qu'il peut améliorer considérablement ses performances avec une méthode qui respecte l'organisme humain et évite les tricheries interdites ?

B) L'APPRENTISSAGE CHEZ L'ENFANT

Deux études, l'une faite en Pensylvanie, l'autre en Tchécoslovaquie ont montré que les enfants vivant dans des zones fortement polluées manifestent un retard staturo-pondéral. C'est ce qui a conduit aux U.S.A., le Pr NEEDLEMEN à affirmer que « la pollution affectait le comportement, la faculté d'attention et la vivacité intellectuelle des enfants ».

Parallèlement de nombreuses expérimentations ont montré que les ions négatifs :

— favorisent la concentration,
— diminuent le nombre d'erreurs dans un travail,
— améliorent le temps de réaction visuelle et auditive,
— accélèrent la rapidité d'exécution d'une tâche.

GAIL TOM en 1981 fit une étude en « double aveugle » pour tester les temps de réaction, la concentration et la fatigabilité des enfants. Les enfants sont d'abord acclimatés pendant quinze minutes à leur nouvel environnement, puis les tests se déroulent, ils durent environ deux heures. Le tableau 20 montre bien que les performances intellectuelles sont améliorées sous ionisation négative.

Tableau 20

ÉVOLUTION DES CAPACITÉS SOUS L'EFFET DES IONS NÉGATIFS

	temps de réaction	concentration	fatigabilité
air normal	0,65 ± 0,15	3,1 ± 1	4,1 ± 1,3
ions négatifs	0,55 ± 0,10	3,3 ± 1,3	3,5 ± 1,4

En 1987, BARON étudia l'influence de l'ionisation négative sur un test d'attention où il fallait reconnaître et écrire des lettres sélectionnées parmi des listes. Le tableau 21 qui consigne les résultats montre qu'un plus grand nombre de lettres a pu être écrit sans erreur si l'air est enrichi en ions négatifs.

Tableau 21

EFFET DE L'IONISATION SUR UN TEST D'ATTENTION

air normal (100 ions négatifs)	27
ions négatifs (40 000)	34
ions négatifs (70 000)	40

On remarque d'autre part un phénomène tout à fait passionnant en ce qui concerne les performances. Celles-ci s'améliorent d'autant plus :

— que l'ambiance est plus stressante,
— que les sujets sont plus nerveux,
— que les enfants sont anormaux (autisme, débilité).

Ceci confirme le fait que l'action des ions négatifs prend toute son ampleur chez les sujets « à problèmes » chez qui existe un déséquilibre physiologique.

MORTON montra par exemple que l'amélioration de tests de mémoire était notable chez les enfants normaux sous ionisation négative, mais qu'elle était beaucoup plus nette chez des enfants ayant des problèmes scolaires ou retardés mentaux (dont le Q.I. était vers 60).

La sérotonine joue un rôle dans les mécanismes d'éveil, d'attention et de mémoire (travaux de FIRST et PRIBRAM). Or un taux trop élevé de sérotonine interfère avec la mémorisation et gêne la synthèse des protéines et la production de certains neuro-médiateurs des synapses nerveuses. L'injection de sérotonine dans certaines régions du cerveau donne une amnésie. De même on a montré que des enfants ayant des troubles de l'attention, des difficultés d'apprentissage ou des retards mentaux, ont un taux élevé de sérotonine au niveau de leurs plaquettes sanguines. Si on utilise des médicaments anti-sérotonine, on améliore le quotient intellectuel des enfants autistiques ou débiles, comme l'ont montré des études « en double aveugle ». Les ions négatifs qui font également baisser le taux de sérotonine ont les mêmes effets bénéfiques.

C) LE CONTRÔLE DU STRESS

Nous avons déjà longuement évoqué ce problème, mais ajoutons quelques travaux à nos précédents propos :

— Chez le lapin, le taux normal de certains globules blancs, les lymphocytes est normalement de 50 % ; en cas de stress, il tombe souvent en dessous de 20 %. C'est une réaction d'alarme, une mise en route des systèmes immunitaires. Mais la glande surrénale joue aussi un rôle dans ce phénomène. En effet, si on procède à son ablation, cette réaction disparaît. Les ions négatifs, nous l'avons vu, en stimulant la surrénale favorise la mise en route des mécanismes de défense de l'organisme et permet ainsi de mieux contrôler le stress.
— Chez la souris, OLIVEREAU a montré que si l'on soumettait cet animal à une stimulation douloureuse, en air ionisé négativement, on avait une diminution de 35 % du délai d'apparition de la réaction de fuite. Les ions négatifs permettent ainsi par leur effet anxiolytique et équilibrant, de prendre une décision rapidement et d'avoir une attitude active dans des circonstances difficiles.

D) L'ACTIVITÉ SEXUELLE

On a pu constater que les ions négatifs exacerbaient la poursuite sexuelle chez le rat et favorisaient une recrudescence du coït. Le taureau, quant à lui, améliore autant ses performances que la qualité de son sperme.

Chez les crapauds et les grenouilles, sous ionisation négative, on a une augmentation de 39 % de l'activité sexuelle, alors qu'elle baisse de 48 % sous l'effet des ions positifs !

S'il y a eu des expérimentations chez l'homme, elles n'ont malheureusement pas été publiées... Essayons cependant de raisonner par extrapolation : chez l'homme la « chimie de l'amour » nous apprend que la sérotonine est une fois de plus encore en cause. Son injection donne en effet une baisse de la pulsion sexuelle. En revanche on a pu remarquer que des médicaments qui font baisser la sérotonine ont un effet « aphrodisiaque ». On peut ainsi sans risque de se tromper, affirmer qu'il en est de même pour les ions négatifs.

E) LA LUTTE CONTRE LA FATIGUE

Toutes les expériences conduisent à nous prouver que les ions négatifs peuvent prévenir la fatigue d'une manière tout à fait efficace :

— en améliorant les performances musculaires,
— en prévenant les infections,
— en améliorant leurs possibilités intellectuelles,
— en tolérant mieux le stress,
— en oxygénant correctement l'organisme,
— en régularisant le sommeil,
— en ayant un effet euphorisant.

F) LA PRÉVENTION DES INFECTIONS

Dans ce domaine les ions négatifs sont particulièrement performants :

— en empêchant la multiplication des microbes,
— en stérélisant l'air,
— en stimulant les globules blancs qui détruisent les germes,
— en optimisant le fonctionnement du système muco-ciliaire pulmonaire,
— en nettoyant l'air des poussières et des particules susceptibles de fixer des microbes.

G) LA LUTTE CONTRE LE VIEILLISSEMENT

Beaucoup de personnes âgées souffrent d'un manque de vitalité tout à fait désolant. Elles se « traînent » littéralement et accusent en toutes circonstances une sensible baisse de leur forme physique. L'ionisation peut constituer pour elles une excellente solution pour redynamiser leur forme. Car on sait que les ions négatifs ont un effet bénéfique sur l'activité physique (alors que les ions positifs l'altèrent). Le tableau ci-dessous montre bien que l'activité physique est considérablement améliorée chez certains animaux sous ionisation négative :

	ions négatifs	ions positifs
amphibiens	+ 39 %	− 48 %
rats	+ 60 %	− 20 %

OLIVEREAU a particulièrement étudié ce problème chez les rats : sous 75 000 ions négatifs/cm^3, l'activité des animaux augmente dès les premières minutes du traitement (cf. tableau 22).

Tableau 22

ÉVOLUTION DE L'INDICE D'ACTIVITÉ DE RATS SOUS IONISATION

	1er lot à 17 h	2e lot à 17 h	3e lot à 17 h	3e lot à 19 h	total
air normal	73	65	68	103	309
ions positifs	60	58	54	73	245
ions négatifs	111	113	109	165	498

Outre l'augmentation du taux d'activité, on remarque qu'il y a un rythme circadien de l'activité de l'animal, qui est plus intense à 19 h qu'à 17 heures.

L'amélioration des performances intellectuelles sont bien meilleures chez un sujet âgé, dès lors que l'on procède à une ionisation négative et ceci sans doute en raison d'une meilleure oxygénation cérébrale.

DUFFEE compara les performances de jeunes rats de 3 mois, avec celles de vieux rats de 14 mois. En respirant 140 000 ions négatifs/cm^3, et malgré un stress provoqué par des secousses électriques, l'amélioration des performances à des tests est meilleure chez les rats âgés, qui au bout de 18 jours ont un bonus de 350 % !

Dans le même ordre d'idée, JORDAN testa des rats dans un labyrinthe aquatique : il plaça dans un même espace un lot de jeunes rats âgés de 90 jours et un lot de vieux rats âgés de 660 jours. L'ionisation négative de l'ensemble de cette population, ne modifie pas les performances des jeunes rats, mais en revanche celles des rats âgés sont améliorées de 50 %.

Une autre expérience aboutit aux mêmes conclusions : dans un labyrinthe, sous ions négatifs le nombre d'erreurs de direction diminue, de même que le temps moyen pour sortir du labyrinthe. Mais cet effet est surtout net chez les vieux rats dont les scores rejoignent alors ceux des jeunes rats (cf. tableau 23). Incontestablement, les ions négatifs réalisent une vraie cure de rajeunissement !

Rappelons aussi que les ions négatifs rééquilibrent le potentiel de membrane, ce qui faisait dire au Pr LANGEVIN : « L'action des ions négatifs ne se limite pas à un effet biologique local, mais influence l'ensemble des fonctions vitales. Ces faits maintenant solidement établis, sont

Tableau 23

ÉVOLUTION DES PERFORMANCES DE RATS JEUNES ET AGES SOUS IONISATION NEGATIVE

	air normal	ions négatifs
jeunes rats	27 erreurs 23 minutes	26 erreurs 23 minutes
vieux rats	79 erreurs 49 minutes	38 erreurs 23 minutes

particulièrement importants en ce qui concerne la lutte contre le vieillissement de l'organisme. »

On a ainsi pu constater que même en dehors de toute indication thérapeutique, les ions négatifs ont leur place dans notre vie quotidienne pour nous redonner tonus et vitalité. Ils peuvent ainsi constituer une irremplaçable arme de prévention et un élément essentiel de notre hygiène de vie.

H) TABLEAU DES CONCENTRATIONS IONIQUES A PROGRAMMER SUR L'IONISEUR :

INDICATIONS	NOMBRE D'IONS en milliards	temps de la séance d'inhalation	nombre de jours de traitement	remarques
préparation sportive	8 500 à 15 000	15 mn	10	
stimuler la mémoire	8 500 à 13 000	10 mn	10	surtout avant les examens
Lutte contre le stress	7 500 à 13 000	10 mn	10 ou plus	ajouter une ionisation d'ambiance dans la journée
troubles sexuels	8 500 à 15 000	10 mn	20	
contre le vieillissement	5 000 à 10 000	5	30	ionisation d'ambiance

I) AROMATHERAPIE :

Pratique sportive	Pin Menthe Citron Romarin
Stimuler la mémoire	Girofle Citron Romarin
Impuissance	Pin Girofle Romarin Ylang-Ylang
Vieillissement	Romarin Orange

CONCLUSION

Certains passages de ce livre vous ont peut-être parus plus fastidieux que d'autres compte tenu des aspects techniques qu'il était indispensable de mentionner, et vous voudrez bien m'en excuser. Mais l'exposé d'une question scientifique aussi sérieuse impliquait que l'on ne tombât point dans le risque toujours tentant d'une vulgarisation simpliste même si on a pour objectif de s'adresser à un public élargi.

De plus la terminologie utilisée pour définir le concept d'ionisation peut, dès le départ, induire une grande confusion dans la compréhension du phénomène.

N'avons-nous pas en effet découvert que les ions négatifs (en termes de polarité) sont paradoxalement les plus bénéfiques et inversement.

Mon objectif en écrivant ce livre a été de faire le point sur une discipline que je qualifierai de scandaleusement méconnue.

Vous avez pu réaliser comme moi que la connaissance de l'ionisation est inversement proportionnelle à la bibliographie qui lui a été consacrée.

J'ai été impressionné dans mes recherches par le nombre et la qualité des expérimentations qui ont été consacrées depuis de nombreuses années à ce sujet. Le peu de cas que l'on en fait d'une manière générale autour de nous et, plus particulièrement, au niveau de ce que l'on a coutume de nommer la « science officielle » est un constat quelque peu déconcertant...

Un fabricant d'ioniseurs me disait un jour qu'il avait bon espoir de voir l'ionisation négative prise au sérieux dans la mesure où elle s'impose de plus en plus comme une condition indispensable de fonctionnement des appareils électroniques hyper-sophistiqués que l'on utilise désormais. Grâce à la « machine » dont c'est un impératif de fonctionnement, l'ionisation pourra ainsi devenir par voie de conséquence une possibilité d'amélioration du bien-être et de la santé de l'espèce humaine sinon une condition de sa survie. On peut en tout cas regretter que ce ne soit l'inverse.

La grande difficulté à laquelle vous risquez de vous heurter, c'est celle du choix d'un ioniseur. Toute nouveauté, non encore reconnue officiellement, suscite en effet de nombreuses vocations mercantiles auprès de charlatans potentiels toujours prêts à exploiter un nouveau filon.

Il faut avouer qu'il y a encore peu de fabricants qui ont une parfaite maîtrise de la technologie de l'ionisation mais ils existent. Et l'on peut regretter que, pour beaucoup, les appareils qu'ils commercialisent relèvent encore trop du gadget.

Je vous encourage donc à être suffisamment vigilant dans votre choix et le chapitre III pourra constituer pour vous une aide précieuse.

Comme de nombreuses découvertes, l'ionisation d'ambiance s'inscrit comme une solution prometteuse que, sous prétexte de progrès, l'homme moderne s'est créé en bouleversant l'équilibre naturel des choses.

Il devient en effet tous les jours un peu plus urgent de réparer nos erreurs en cherchant à recréer les conditions optimales de notre existence.

Les connaissances techniques que nous avons du phénomène sont déjà très avancées mais il est probable qu'elles devraient connaître des développements spectaculaires dans un proche avenir. C'est en tout cas ce qu'il faut souhaiter car, comme le dit le professeur BRETON : « La supplémentation en ions négatifs n'est pas un luxe superflu mais bien une nécessité, une exigence vitale destinée à assurer la permanence et le respect des mécanismes fondamentaux de la vie ».

ANNEXE N° 1

TABLEAU RÉCAPITULATIF DES EFFETS DES IONS NÉGATIFS

SANG	acidité : baisse cholestérol : baisse glycémie : baisse potassium : baisse vitamines : augmentation hémoglobine : meilleure oxygénation sérotonine : baisse vitesse de sédimentation : baisse viscorisé : baisse cortisol : augmentation défenses immunitaires : stimulation
URINES	potassium : augmentation sérotonine (5-HIAA) : baisse diurèse : augmentation
CERVEAU	sérotonine : baisse ondes alpha à l'EEG : baisse de fréquence augmentation de l'amplitude meilleure synchronisation
GLANDES ENDOCRINES	hypothalamus : augmentation des sécrétions

	hypophyse : « « thyroïde : « « surrénales : augmentation du cortisol ovaires : meilleure ovulation régularisation du cycle menstruel testicules : amélioration du sperme métabolisme général : augmentation de l'appétit (?)
CŒUR ET VAISSEAUX	hypertension : baisse hypotension : augmentation thrombose : moindre risque fréquence cardiaque : ralentie migraines : crises moins fréquentes
PEAU	plaies, brûlures : cicatrisation maladies de peau : amélioration chute des cheveux : amélioration
ESTOMAC	acidité gastrique : baisse risque hémorragique : moindre fréquence des ulcères : baisse
RHUMATISMES	douleur : diminution vitesse de sédimentation : diminution crises d'arthrose : amélioration cortisol : augmentation
ALLERGIE	choc anaphylactique : protection rhinites : amélioration asthme : amélioration
POUMONS	sécrétion du mucus : normalisation mobilité des cils vibratiles : augmentation spasmes bronchiques : supprimés perméabilité bronchique : augmentation rythme respiratoire : diminution

	pression partielle en oxygène : augmentation
	pression partielle en CO_2 : diminution
PSYCHISME	performances physiques : amélioration
	fatigue : diminution
	vitalité : augmentation
	temps de réaction : raccourci
	apprentissage : amélioration
	force physique : amélioration
	récupération à l'effort : plus rapide
	anxiété : diminution
	angoisse : diminution
	dépression : amélioration
	stress : mieux contrôlé
	sommeil : amélioration
	activité diurne : amélioration
	sexualité : amélioration

ANNEXE N° 2

QUESTIONNAIRE

— Ce livre vous a intéressé.

— Vous avez décidé d'ioniser votre vie.

— Vous trouvez que l'ionisation négative est scandaleusement méconnue.

— Vous voulez nous aider à faire connaître ses bienfaits.

— Apportez-nous votre témoignage en remplissant ce questionnaire (un pour chaque personne utilisant l'ioniseur) et envoyez le au Dr Hervé ROBERT aux Éditions ARTULEN, 44, av. d'Iéna, 75116 PARIS.

— Age :
— Sexe :
— Profession :
— Êtes-vous sensible aux changements de temps et de saison ?
— Marque et type d'ioniseur :
— Mode d'utilisation (inhalation, ambiance, localement) :
— Nombre d'ions programmés :
— Durée de la séance :
— Fréquence des séances :
— Temps total du traitement :
— Troubles traités :
— Résultats obtenus :
— Temps pour obtenir ces résultats :
— L'ioniseur a-t-il eu d'autres effets ?
— Comment est votre état général depuis que vous utilisez un ioniseur ?
— Êtes-vous satisfait d'avoir acheter un ioniseur ?
— Commentaires personnels :

— Facultatif : Nom :
Prénom :
Adresse :
Téléphone :

ANNEXE N° 3

PRINCIPAUX FABRICANTS D'IONISEURS

Fabricant :

ATMOSTAT S.A.
31, rue René-Hamon
94800 Villejuif
Tél. 46.77.67.27.

Distributeur :

Marque BIOSTAT
E M A S.A.
Z.I. B.P. 8
59147 Gondecourt. Tél. 20.90.20.60.

S.I.D. OXY - NAT
BP N° 1
37310 ST QUENTIN SUR INDROIS
TEL 47 92 56 12

BIBLIOGRAPHIE

LIVRES

BOURDIOL R.J. Iono-négativo thérapie, Ed. Maisonneuve 1988.

DONADIEU Y. L'aéro-ionisation, Ed. Maloine 1987.

GUALTIEROTTI R. La ionizzazione negativa dell'aria, Ed. C. Maccari, Parme 1964.

METADIER J. L'ionisation de l'air et son utilisation, Ed. Maloine 1978.

METADIER J. Les oxions Ed. Godefroy 1983.

RAGER G.R. Problèmes d'ionisation et d'aéro-ionisation, Ed. Maloine 1975.

SOYKA F., EDMONDS A. Etes-vous victime de l'effet « N » (titre original : « The ion effect »), Ed. Godefroy 1988.

THESES

BAGAU G.J. Contribution à l'étude du potentiel d'ionisation atmosphérique de quelques plages de l'Océan Atlantique.. Thèse de Médecine, Bordeaux 1940-1941 N° 9.

BOUBLIL G.A.D. Problèmes d'ionisation et d'aéro-ionisation : données physiques et expérimentales. Thèse de Médecine, Paris Pitié-Salpétrière, N° 259 1975.

LE GOSSEC T. Contribution à l'étude de l'asthme bronchique par ionisation négative. Etude épidémiologique.. Thèse de Doctorat en Médecine. Faculté de Médecine de Brest 1988.

NICOLAS B. Contribution à l'étude des rapports existant entre l'asthme et l'ionisation de l'atmosphère. Thèse de Doctorat en Médecine, Lyon 1938-1939 N° 173.

OLIVEREAU J.M. Incidences psycho-physiologiques de l'ionisation atmosphérique. Thèse de Doctorat d'Etat des Sciences, Université de Paris IV 1971.

VERDIER S. Ionisation de l'air au cabinet dentaire. Thèse de Diplôme d'Etat de Doctorat en chirurgie dentaire, Université de Toulouse III 1986.

TRAVAUX INÉDITS

BERREGARD, PIRIOU, LAOTE, POUGEOL, PUSSEY, MOHLER. Approche des effets de l'ionisation négative sur les animaux.

BRETON J. L'électricité, l'atmosphère de vie.

GERMAIN C., LETISSERAND D., BLANCHET V. Vigilance des conducteurs de poids lourds et « ions négatifs ». Rapport méthodologique.

METADIER J.-C. Les vitamines de l'air, 1987.

OLIVES, FIGEAC, MORALA Rapport d'une expérience pédagogique.

TOUBON P., KERSAUDY Influence de l'ionisation négative sur l'environnement bactériologique et physique dans une pièce avec l'appareil Atmostat SP 600, Juillet 1987.

TOUBON P. Action de l'ionisation négative de l'air sur la croissance des souches bactériennes avec l'appareil Atmostat SP 600, Décembre 1987.

ARTICLES DE REVUES

ALBRECHTSEN O. The influence of small atmospheric ions on human xell-being and mental performance Intern. J. of Biometeorology 1978-22 (4) p. 249-262.

ARNAUC J.-L. Acquisitions récentes sur la sérotonine — La sérotonine en pathologie. Revue Lyonnaise de Médecine 1968 N° 17 p. 897-954.

ASSAEL M. Influence of artificial air ionisation on the human E.E.G. Intern. J. of Biometeorology 1974 Vol. 18 N° 4 p. 306-312.

BADRE R. Action des ions atmosphériques légers sur l'être vivant. Revue Générale d'Electricité 1972-81 (4) p. 240-243.

BAILEY W.H. Acute exposure ot rats to air ions : effects on the regional concentratio and utilization of serotonin in brain. Bioelectromagnetics 1987 N° 8 p. 173-181.

BAILEY W.H. Behavioral monitoring of rats during exposure to air ions and DC electric fiels. Bioelectromagnetics 1986 N° 7 p. 329-339.

BARON R.A. Negative ions and bahevior impact on mood, memory, and aggression among type A and type B persons..

J. of Personnality and Soc. Psychol. 1985 — 48 (3) p. 746-754.

BARON R.A. Effects of negative ions on cognitive performance J. of Apllied Psychology 1987 Vol. 72 N° 1 p. 131-137.

BARRON C.I. Effects of electric fields and negative ion concentration on test pilots Aerospace medecine 1964 — 35 p. 20-23.

BEN-DOU I. Effect of negative ionisation of inspired air on the response of asthmatic children to exercice and inhaled histamine. Thorax 1983 N° 38 p. 584-588.

BHARTENDU Effects of atmospheric small negative ions on the oxygène consumption of mouse liver cells. Intern. J. of Biometeorology 1978 Vol. 22 N° 1 p. 43-52.

BROWN G.C. Geophysical variables and behavior XXXVIII : Effects of ionized air on the performance of a vigilance task..
Perceptual and motor skills 1987 N° 64 p. 951-962.

BUCKALEV L.W. Negative air ion effects un human performance and physiological condition. Aviation Space and Env. Médecine, 1984 55 (8) p. 731-732.

BUCKALEW L.W. Subjective Response to negative air ion expose. Aviation Space and Ev. Medecine, 1982 53 (8) p. 822-823.

CHARRY J.M. Effects of atmospheric electricity on some substrates of disordered social behavior J. of Personality and social Psychology, 1981 41 (1) p. 185-197.

CHARRY J.M. Regional turnover of norepinephrine and dopamine in rat brain fallouring acute exposure to air ions.
Bioelectromagnetics, 1985 N° 6 p. 415-425.

CHARRY J.M. Bioligical effects of small air ions : a review of finding and methods. Environmental Research, 1984 34 p. 351-389.

DELEANU M. L'action de l'air ionisé dans le traitement des ulcères gastro-duodénaux. Int. J. of Biometeorology, 1965 9 (2) p. 161-165.

DELEANU M. Air ionization and circunnual fluctuation of anaphylactic sensitivity. Int. J. of Meteorobiology, 1986 30 (1) p. 65-67.

DELEANU M. Influence of aeroionotherapy on some psychiatric symptoms. Int. J. of Biometeorology, 1985 29 (1) p. 91-96.

DENIER A. L'aéro-ionisation négative artificielle en thérapeutique. Concours médical, 1966 N° 5 p. 849-853.

DOLEZALEK H. Remarks on the physic of atmospheric ions (natural and artificial) Int. J. of Biometeorlogy, 1985 29 (3) p. 211-221.

DUBARRY J.J. Etude de l'ionisation atmosphérique en bordure de mer à Cannes, Biarritz et Hossegor et dans la forêt d'Hossegor..
Bordeaux Médical, 1971 N° 12 p. 3715-3720.

DUFFEE R.A. Behavioral effects of ionized air on rats. Psycgophysiology, 1965 1 (4) p. 347-359.

DUSAILLY J.F. La pollution électrique de l'air et son remède. Electricité, électronique, 1974 44 (281) p. 22-25.

ELKIEY T.M. Air ion effect on respiration and photosynthesis of Barley and Antirrhinum majus. Int. J. of Biometeorology, 1985 Vol. 29 (3) p. 285-292.

ESTOLA T. The effect of air ionization on the air borne transmission of experimental Newcastle disease virus infections in chikens. J. Hyg. Cambridge, 1979 83 p. 59-66.

FARMER E.W. Geophysical variables and behavior : human performance in ionized air. Perceptual and motor shills, 1982 N° 54 p. 403-412.

FELICI N. Ions atmosphères et pollution : la privation d'aéroions a-t-elle un effet léthal ? Rev. Gén. d'Electricité, 1977 86 (6) p. 501-505.

GIANNINNI A.J. Anxiety states : relationship to atmospheric cations and serotonin. J. Clin. Psychiatry, 1983 44 (7) p. 262-264.

GIANNINNI A.J. Reversibility of serotonin irritation syndrome with atmospheric anions. J. Clin. Psychiatry, 1986 Vol. 47 (3) p. 141-143.

GIANNINNI A.J. The serotonin irritation syndrome. A new entity ? J. Clin. Psychiatry, 1986 Tome 47 N° 1 p. 22-25.

GILBERT G.O. Effect of negative air ions upon emotionality and brain serotonin levels in isolated rats Int. J. of Biometeorology, 1973 17 (3) p. 267-275.

GOHEEN S.C. Destruction of human hemoglobin in the presence of water and negative air ions generated by corona discharge. Int. J. of Biometeorolgy, 1985 29 (4) p. 353-359.

GOLDMAN M. Ions atmosphériques et pollution. Action biologique des ions. Rev. Gén. d'Electricité, 1986 (6) p. 497-500.

GOURMEL M. Contribution à l'étude des variations de la charge spatiale et de ses incidences biologiques. Bull. Soc. Pharm. de Bordeaux, 1964 103 N° 1 p. 49-58.

GUILLERM R. Effets physiologiques et psychologiques chez l'homme d'un séjour de 24 heures en atmosphère chargée en ions positifs ou négatifs. Int. J. of Biometeorology, 1967 11 (Suppl. 3) p. 319.

HAWKINS L.H. Air ions and human performance. Ergonomics, 1978 Vol. 21 N° 4 p. 273-278.

HEDGE A. Air ionization : an evaluation of its physiological and psychological effects. Ann. Occup. Hyg., 1982 25 (4) p. 409-419.

HEDGE A. Do negative air ions effect human mood and performance ? Ann. Occup. Hyg., 1983 31 (3) p. 285-290.

HINSEULL S.M. The effect of positive air ions on reproduction and groxth in laboratory rats. Int. J. of Biometeorology, 1986 30 (1) p. 69-75.

HINSULL S.M. Effects of air ions on the neonatal growth of laboratoratory rats. Int. J. of Biometeorology, 1981 25 (4) p. 323-329.

HOENING S.A. Destruction of bacteria and toxic organic chemicals by a corona discharge. J. of Air Pollution Contrl Ass., 1980 30 (3) p. 227-228.

INBAR O. The effects of negative air ions on various physiological functions during work in a hot environnement. Int. J. of Biometeorology, 1982 25 (2) p. 153-163.

INSEL T.R. Possible developpement of the serotonin syndrome in man. Am. J. of Psychiatry, 1982 7 (139) p. 954-955.

JONES D.P. Effect of long-term ionized air treatment on patients with bronchial asthma Thorax, 1976 31 p. 428-432.

JUDD F.V. The biological basis of anxiety. J. of affective disorders, 1985 N° 9 p. 271-284.

KELLEY D.L. The influence of artificial atmospheric ionization on human motor performance. Dissert. Abstr., 1963 N° 24 p. 1916.

KELLOGG E.W. Superoxide involvement in the bacterial effects of negative air ions on staphylococcus albus Nature. Vol. 281 p. 400-401.

KELLOGG E.W. Long term biological effects of air ions and DC electric fields on Namru mice. first year report..

Int. J. of Biometeorology, 1985 29 (3) p. 253-268.

KELLOGG E.W. Long term biological effects of air ions and DC electric on Namru mice : second year report..

Int. J. of Biometeorology, 1985 29 (3) p. 269-283.

KOENIGSFELD L. L'électricité atmosphérique et ses relations possibles avec la biologie. Rev. Gén. d'Electr., 1972 81 (4) p. 234-238.

KOENIGSFELD L. Considérations sur le gradient de potentiel et l'ionisation de l'air. Acta tuberculosa etpneumologica Belgica, 1967 N° 6 p. 780-786.

KROLING P. Natural and artificially produced air ions, a biologically relevant climate factor ? Int. J. of Biometeoroly, 1985 29 (3) p. 233-242.

KRUEGER A.P. The biological effects of air ions. Int. J. of Biometeorology, 1985 (3) p. 205-206.

KRUEGER A.P. Are air ions biologocally significant ? A review of a contreversal subject. Int. J. of Biometeoroly, 1972 Vol. 16 N° 4 p. 313-322.

KRUEGER A.P. Further observations on the effect of air ions on Influenza in the Mouse. Int. J. Biometeorology, 1974 Vol. 18 N° 1 p. 46-56.

KRUEGER A.P. The effects of air ions on brain levels of serotonin in mice. Int. J. of Biometeorology, 1969 Vol. 13 N° 1 p. 25-38.

LAMBERT J.F. Single-trial passive avoidance learning by rats treated with ionized air. Psychological reports, 1980 N° 47 p. 1323-1330.

LAMBERT J.F. Effects of previous aeroionization on consecutive working and sleeping phases in rats. Int. J. of Biometeorology, 1987 31 (4) p. 323-328.

LANGEVIN A. Les ions atmosphériques et la vie. La Nature, 1962 Octobre p. 401-410.

LINGJAERDE O. Lactate-induced panic attacks : possible involvement of serotonine reuptake stimulation. Acta Psychiatr. Scand., 1985 N° 72 p. 206-208.

LIPIN I. Effect of posotive ionisation of inspired air on the response of asthmatic children to exercice. Thorax, 1984 39 p. 594-596.

LOTMAR R. Oxygen consumption of rat liver tissue in substrate solution treated with ionized air. Int. J. of Biometeorology, 1972 Vol. 16 N° 4 p. 323-327.

MAC GURK F.C.J. Physiological effects of artificially produced air ions. A.« m. J. of Physical Medecine, 1959 38 p. 36-37.

MACZYNSKI B. Effect of the presence of man on the air ion density in an office room. Int. J. of Biometeorology, 1971 Vol. 15 N° 1 p. 19-21.

MAKELA P. Studies on the effects of ionization on bacterial aerosols in a burns and plastic surgery unit. J. Hyg. Cambr., 1979 N° 83 p. 199-206.

MASCHAS H. Influence de l'âge, du sexe, des saisons et de certains facteurs météorologiques sur les hémorragies des ulcères gastro-duodénaux. Arch. Fr. des Mal. de l'App. Dig., 1969 58 (3) p. 129-138.

METADIER J. L'ionisation de l'air et le confort des locaux d'habitation et de travail. Chaud, Froid, Plomberie, 1974 Vol. 28 N° 344 p. 69-71.

METADIER J. Rôle de l'ionisation de l'air des locaux d'habitation et de travail dans le mieux-être et l'hygiène. Chaud, Froid, Plomberie, 1974 Vol. 28 N° 33 p. 59-64.

MISIASZEK J. The claming effects of negative air ions on manic patients : a pilot study. Biol. Psychiatry, 1987 N° 22 p. 104-107.

MOENS C. Influence des conditions atmosphériques sur les douleurs rhumatismales. Revue du Rhum., 1967 Tome 34 p. 578-580.

MORTON L.L. Negative air ionization improves memory and attention in learning-disabled and mentally retarted children. J. of Abnormal Child Psychology 1984, 12 (2), p. 353-366.

MORTON L.L. Negative ion effects on hemispheric processing and selective attention in the mentally retarted J. of mental deficiency resaerch, 1987 N° 31 p. 169-180.

NOLLEVAUX M. Air ionisé et morbidité. Arch. Belges de Méd. Sociale, hygiène, médecine du travail et médecine légale 1971, N° 8, p. 505-516.

OLIVEREAU J.M. Incidences psychopathologiques des facteurs climatiques de l'environnement. Bull. de Psychologie, 1970-1971 291 (24) p. 9-11.

OLIVEREAU J.M. Influence des ions atmosphériques sur l'activité de rats albinos. C.R. de la Soc. Biol. de Paris, 1970 164 p. 956-962.

OLIVEREAU J.M. Disposotif d'aéro-ionisation artificielle permettant des traitements ioniques variés. Int. J. of Biometeorology, 1974 Vol. 18 N° 3 p. 248-257.

OLIVEREAU J.M. Comportement de souris soumises à un stimulus thermique algogène après traitement aux ions atmosphériques positifs. C.R. Soc. Biol. de Paris, 1970 Tome 164 p. 501-505.

OLIVEREAU J.M. Modifications du comportement de soif du rat albinos soumis à une aéro-ionisation chronique. C.R. Acad. Sc. Paris, 1969 Tome 269 p. 2590-2592.

OLIVEREAU J.M. Influence de l'aéro-ionisation sur l'hypophyse du rat albinos. Ann. Endocr., 1969 N° 30 p. 776-782.

OLIVEREAU J.M. L'ionisation atmosphérique et ses conséquences sur le comportement des animaux et des hommes. Année Psychologique, 1976 N° 76 p. 213-244.

OLIVEREAU J.M. Action de l'ionisation atmosphérique artificielle sur l'excrétion urinaire de sodium et du potassium. C.R. Acad. Sc. Paris, 1973 Tome 276 p. 777-780.

OLIVEREAU J.M. Réalisation d'une chambre à ionisation permettant l'enregistrement simultané de l'activité des rats en cours de traitement. C.R. Soc. Biol. de Paris, 1970 164 p. 746-750.

OSTERBALLE O. Influence of small atmospheric ions on the airways in patients with bronchial asthma. Allergy, 1979 N° 34 p. 187-194.

PALTY Y. The effect of atmospheric ions on the respiratory system of infants. Pediatrics, 1966 Vol. 38 N° 3 p. 405-411.

PHILLIPS G. Effecte of air ions on bacterial aerosols. Int. J. of Biometeorology, 1964 8 (1) p. 27-37.

PONTIKIS C. Electricité atmosphérique et ses rapports avec la biologie. Méthode de mesure des paramètres électriques de l'air atmosphérique. Revue. Gén. d'Electricité, 1972 81 (4) p. 244-246.

POUMAILLOUX M. Corrélation possible entre l'incidence de l'infarctus du myocarde et de l'augmentation des activités solaires et géomagnétiques. Bull. de l'Académie de Médecine, 1959 N° 14 p. 167-170.

PRICHARD H.M. Air ionization and radiation hormesis. Haelth Physics Vol. 46 N° 5 p. 1139-1140.

RAGER G.R. L'aéro-ionisation négative, ses applications thérapeutiques. La Clinique, 1973 Tome 48 p. 703.

RAGER G.R. Bases expérimentales de l'aéro-ionisation négative. Agressologie, 1970 Tome 11 N° 2 p. 105-110.

RAGER G.R. L'ionisation artificielle de l'air. Son action biologique, ses applications pratiques. Sem. des Hôp. de Paris (Ther.), 1974 Vol. 50 N° 5 et 6 p. 389-391.

REITER R. Frequency distribution of positive and negative small air ion concentrations, based on many years recording of two mountain stations located at 740 and 1780 meters. Int. J. of Biometeorology, 1985 29 (3) p. 223-231.

ROBINZON B. Effect of negative and positive air ions on the chicken tracheal surface morphology. Avian Diseases, 1982 27 (2) p. 531-538.

RODGERS C.D. Air ionization effects on cardiomuscular parameters in humans. J. of Bioelectricity, 1985 4 (1) p. 63-74.

ROSENTHAL I. Effects of negative-charged atmosphere on micro-organisms. J. of Applied Bacteriology, 1979 N° 46 p. 451-454.

SILVERMAN D. Effect of artificial ionization of the air on the E.E.G. Am. J. Phys. Med., 1957 36 p. 352.

SOVIJARVI A.R.A. Effect of air ionization heart rate and perceived exertion during a bicycle exercice test. Eur. J. Applic. Physiology, 1979 N° 41 p. 285-291.

STRAUSS H. A propos de l'intervention des aéroions dans un processus de régulation de la lipémie et de la cholestérolémie. Int. J. of Biometeorology, 1968 Vol. 12 N° 3 p. 241-249.

SULMAN F.G. Absence of harmful effects of protracted negative air ionisation. Int. J. of Biometeorology, 1978 Vol. 22 N° 1 p. 53-58.

SULMAN F.G. Air ionometry of hot, dry desert winds (Sharav) and treatment with air ions of weather-sensitive subjets. Int J. of Biomeotorology, 1974 Vol. 18 N° 4 p. 313-318.

TAL E. Effect of air ionization on blood serotonin in vitro. Experientia, 1976 33 (2) p. 326-327.

TCHIJEVSKY A.L. Traitement de rhumatisme aux aéroions artificiels. Acta Medica Scandinavica, 1940 Vol CIV Fasc. VI p. 561-577.

TCHIJEVSKY A.L. Traitement des hypertensions sanguines de différentes origines, à l'aéroionisation de polarité négative. Acta Medica Scandinavica, 1939 Vol XCIX Fasc. II p. 117-139.

TERRY R.A. Effects of negative air ions, noise, sex and age on Maze learning in rats. Int. J. of Biometeorology, 1969 Vol. 13 N° 1 p. 39-49.

THIEBOT M.H. Les neurones sérotoninergiques sont-ils impliqués dans le contrôle de l'anxiété ? 1) Arguments comportementaux chez l'animal. Thérapie, 1984 N° 39 p. 71.

TOM G. The influence of negative air ions on human performance and mood. Human factors, 1981 23 (5) p. 633-636.

VOGT J.J. Modifications des ppO2 et ppCO2 de l'air courant terminal au cours d'un séjour de 24 heures dans une atmosphère surionisée. J. de Physiologie de Paris, 1966 58 p. 638.

WEHNER A.P. Negatively charged aerosols. Effect on pulmonary clearance of inhaled 239 PuO2 in rats. Chest, 1971 N° 60 p. 468-471.

WEISS J.M. Behavioral depression produced by an uncontrolable stressor : relationship to norepinephrine, dopamine and serotonin levels in various region of rat brain. Brain research review, 1981 3 p. 167-205.

YATES A. Effect of negative air ionization on hyperactive and autistic children. Am. J. of Physical Medecine, 1987 Vol. 66 N° 5 p. 264-267.

TABLE DES MATIÈRES

JE MANGE DONC JE MAIGRIS

par Michel MONTIGNAC

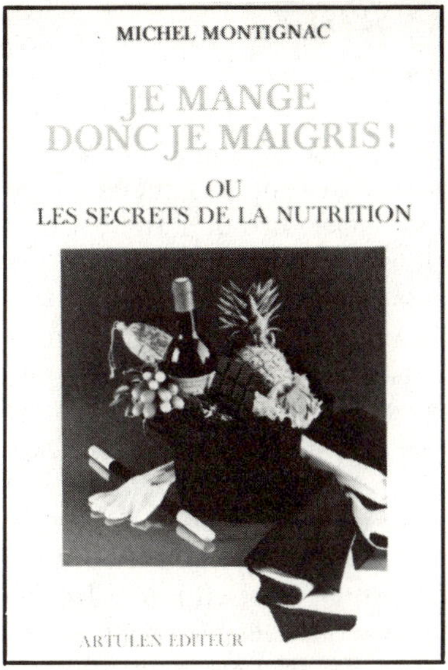

Gourmands, gourmandes, bons vivants à l'embonpoint excessif, ne vous laissez plus déchirer entre les accusations de votre balance et les plaintes de votre estomac. Le livre de Michel MONTIGNAC : « JE MANGE DONC JE MAIGRIS » non seulement vous permet d'avoir la silhouette dont vous rêvez mais aussi de trouver une vitalité physique et intellectuelle jusque-là insoupçonnée. Fini les coups de pompes, les fatigues, les ennuis gastro-intestinaux et les ventres gonflés.

Seul prix à payer en décidant de suivre la méthode : balayer définitivement les idées reçues !

Avec l'aide d'éminents chercheurs, Michel MONTIGNAC fait en effet la démonstration percutante que la théorie des calories n'a aucun fondement scientifique. C'est d'ailleurs pour lui la plus grande escroquerie du siècle. Sachez donc que faire des repas équilibrés est en fait une grossière « erreur », ce qui n'empêche pas pour autant d'équilibrer son alimentation, mais sur plusieurs repas. La nuance peut paraître subtile mais elle n'en est pas moins essentielle.

Découvrez que certains mélanges alimentaires sont totalement contre nature. Ils sont même, pour certains organismes sensibles, incompatibles au point de déstabiliser tout le métabolisme et d'être à l'origine de nombreuses maladies.

Apprenez que certains aliments peuvent avoir des vertus nutritionnelles et thérapeutiques ; c'est notamment le cas du vin et du chocolat.

« JE MANGE DONC JE MAIGRIS » est un livre passionnant et plein d'humour, il vous dira que l'on ne grossit pas parce que l'on mange trop mais parce que l'on mange mal. Il vous dira comment vous débarrasser de vos kilos en trop mais vous apprendra surtout à ne jamais reprendre un gramme tout en mangeant de tout et en buvant du vin.

Mais la méthode facile à mettre en œuvre que Michel MONTIGNAC vous propose, n'est pas seulement un guide pratique qui conjugue avec humour, gastronomie, sveltesse et grande vitalité, c'est une mine qui vous révèle les véritables secrets de la nutrition qui pourra tirer d'un mauvais pas bien des sacrifiés du cholestérol, des ventres ballonnés et autres abonnés aux coups de pompe.

ISBN 2-906236-02-0
233 pages. Format 15 × 22 Prix : 98 F TTC

Editions ARTULEN 44 Avenue d'Iéna 75116 Paris Tél. 40 70 91 47
Diffusion CHIRON

PLUS JAMAIS FATIGUÉ !

par Pierre FLUCHAIRE, Michel MONTIGNAC, le docteur Hervé ROBERT, Yves DAVROU et Jean-Paul DILLENSEGER

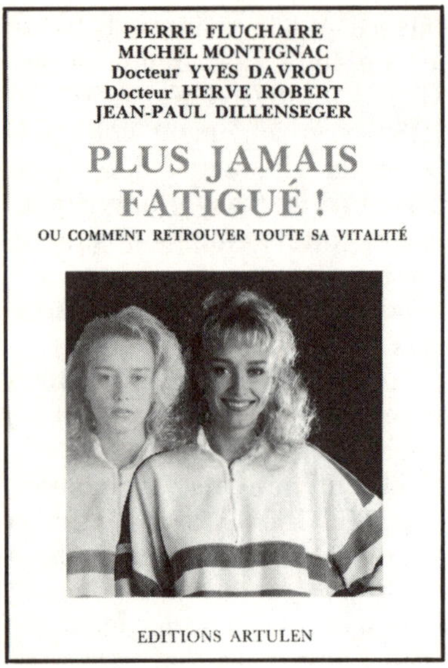

La fatigue est l'un des fléaux majeurs de notre époque ; fatigue passagère pour certains (ce sont les fameux coups de pompe) mais surtout fatigue chronique pour la plupart (c'est l'état d'épuisement permanent).

La civilisation industrielle, pourtant prometteuse, s'est en fait soldée par une organisation anarchique des conditions de vie de nos populations contemporaines.

L'urbanisation démentielle, l'allongement du temps de trajet pour se rendre au travail et la compétition effrénée dans tous les domaines n'en sont, entre autres, que le triste lot quotidien. L'homme moderne est aujourd'hui l'objet d'une agression continuelle de l'environnement pollué dans lequel il tente désormais de survivre.

Les frustrations et le stress qui en résulte se traduisent par une déperdition permanente de son énergie qui le rend tous les jours un peu plus vulnérable et un peu moins performant.

L'organisme humain a en fait perdu son équilibre naturel. Il ne sait plus d'instinct ni économiser, ni récupérer l'énergie dont il a besoin pour survivre. Il est désormais perdu dans une existence qu'il a du mal à contrôler et qui l'épuise.

Pour surmonter cette épreuve, il lui faut réapprendre à maîtriser certaines de ses fonctions primaires : *réapprendre à* ***dormir****, c'est le domaine du* ***sommeil*** *; réapprendre à* ***manger****, c'est le domaine de la* ***nouvelle diététique*** *; réapprendre à* ***gérer son énergie****, c'est le domaine de la* ***sophrologie*** *; réapprendre à* ***respirer****, c'est le domaine de* ***l'ionisation de l'air*** *et réapprendre à* ***gérer son habitat****, c'est le domaine de la* ***géobiologie****.*

Avec beaucoup de clarté et un grand souci pédagogique, cinq des meilleurs experts vous révèlent, chacun dans leur spécialité, l'essentiel de ce que vous devez savoir pour vous débarrasser à jamais de la fatigue et retrouver définitivement une vitalité optimale...

ISBN 2-906236-10-1
330 pages. Format 15 × 22 Prix : 98 F TTC

Editions ARTULEN 44 Avenue d'Iéna 75116 Paris Tél. 40 70 91 47
Diffusion CHIRON

SOIGNEZ VOTRE MAL DE DOS
PAR LES MEDECINES DOUCES
par le docteur Hervé ROBERT

Pendant plus de 10 ans, le Docteur Hervé ROBERT fut attaché de rhumatologie et médecin d'un centre anti-douleur. Au cours de ses consultations, il réalisa combien le mal de dos est un fléau du monde moderne et vérifia que les traitements conventionnels ne répondent pas toujours à l'attente des malades.

« SOIGNEZ VOTRE MAL DE DOS PAR LES MEDECINES DOUCES » est un guide pratique qui peut transformer votre vie quotidienne si vous souffrez du dos.
Il vous fera découvrir les différentes thérapies de la médecine populaire du Moyen Age à nos jours.

Il vous apprendra qu'en plus de l'acupuncture et de l'homéopathie, il existe de nombreuses autres solutions telles que : les plantes, les oligo-éléments, l'auriculothérapie, la piézo-électricité, la stimulation électrique transcutanée, les aimants, le laser, la relaxation.

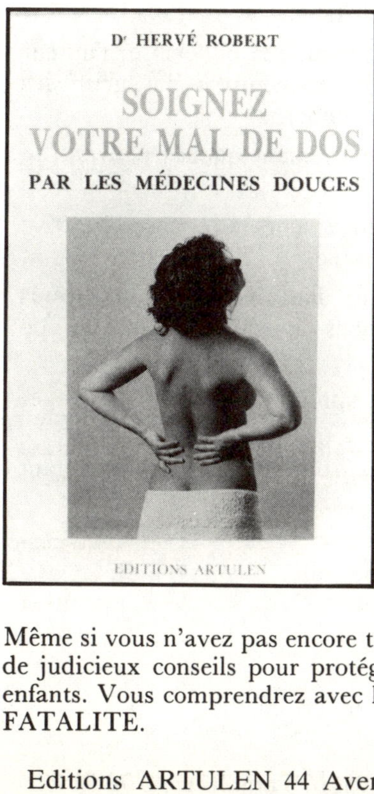

Mais sachez aussi découvrir d'où vient votre mal !

Ne confondez plus « mal aux reins » et mal de dos.
Pénétrez au cœur de votre colonne vertébrale et découvrez les vrais coupables : l'arthrose n'est pas la seule fautive; les disques, les muscles, les ligaments et les nerfs ont leur part de responsabilité.
Sachez faire la différence entre l'ostéoporose, l'arthrose et la hernie discale.
Mesurez l'incidence de l'anxiété et du stress sur le mal de dos.
Découvrez les effets nocifs de certains médicaments et sachez enfin si vous devez vous méfier des infiltrations et des manipulations vertébrales.

ISBN 2-906236-01-2
239 pages. Format 15 × 22
Prix public : 98 F TTC

Même si vous n'avez pas encore trop mal, le Docteur ROBERT vous donnera de judicieux conseils pour protéger votre colonne vertébrale et celle de vos enfants. Vous comprendrez avec lui que le MAL DE DOS N'EST PAS UNE FATALITE.

Editions ARTULEN 44 Avenue d'Iéna 75116 Paris Tél. 40 70 91 47
Diffusion CHIRON

Achevé d'imprimer en octobre 1989
sur les presses de l'imprimerie Laballery
58500 Clamecy
Dépôt légal : octobre 1989
N° d'imprimeur : 907067
N° d'éditeur : 906236